Power für Paare

Gerhard H. Eggetsberger

Power für Paare

Wie Sie mit dem PcE-Training Ihr gemeinsames Lust-Erleben steigern

Orac
Wien • München • Zürich

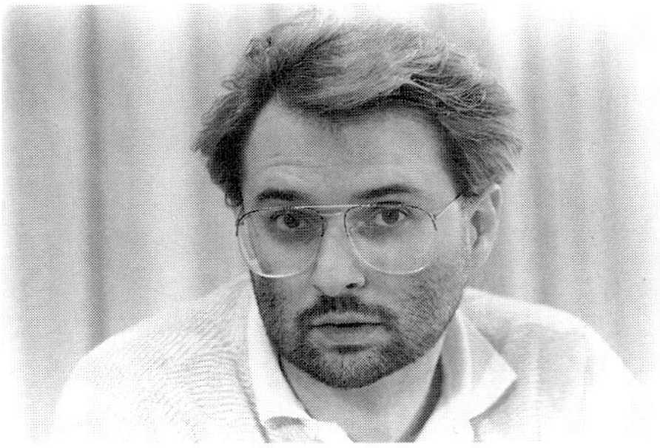

Der Autor

Gerhard H. Eggetsberger, geboren 1954, studierte Biochemie und ist seit über zehn Jahren leitender technischer Direktor am Institut für Biokybernetik und Feedbackforschung in Wien. Im Mittelpunkt seiner Tätigkeit steht die Erforschung und Entwicklung neuer Verfahren im Bereich des Biofeedback und der biomedizinischen Meßtechnik. Mit dem PcE-Scanner entwickelte er ein Gerät, das erstmals die Lebensenergie (PcE) im Gehirn und Körper meßbar macht und darüber hinaus allen wissenschaftlichen Ansprüchen entspricht, um eine Erforschung dieser Energie zu ermöglichen. Gerhard H. Eggetsberger ist Autor mehrerer Fachbücher.

ISBN 3-7015-0381-8

Einbandgestaltung: Katharina Uschan
Lektorat: Elisabeth Tschachler-Roth
Grafiken im Innenteil: Traute Molik-Riemer (S. 69, 70, 71, 72, 73, 74, 78, 80, 84); Institut für Biokybernetik und Feedbackforschung (alle anderen)
Satz: Zehetner Ges. m. b. H., A-2105 Oberrohrbach
Druck und Bindung: Tlaciarne, Slowakei

Inhalt

Wichtiger Hinweis ... 9
Vorwort ... 10

Einleitung: Die schönste Nebensache der Welt ... 12
Entstehung und Entwicklung der Biofeedbackforschung ... 14
Das psychogene Feld ... 15
  Links- oder Rechtshirntyp ... 16
  Die rechte Gehirnhälfte und der Orgasmus ... 17
  Hirndominanztest ... 18
  Die Arbeit am psychogenen Hirnfeld ... 21
  Ausgleichstraining ... 21
  Das Training für den Rechtshirndominanten ... 22
  Das Training für den Linkshirndominanten ... 23
  Test: Wie stark ist Ihr Gehirn aktiviert? ... 25
  Power für das hirnelektrische Feld ... 27
Vagus und Sympathikus ... 29
  Der Streßtyp ... 31
  Der Sympathikotoniker ... 32
  Der Vagotoniker ... 33
  Streßtyptest ... 33
  Sex und Streß ... 35
  Puls-Atem-Streßtest ... 35
  Weitere Tests und Fragebögen ... 36
Der sexuelle Akt ... 51
  Die Phasen der sexuellen Reaktion ... 52
Sexuelles Körperbewußtsein entwickeln ... 61
  Masturbation ... 62
Power für Paare ... 63
  Die gemessene Sexualenergie ... 63
  Ein Test ... 64
  Sexualenergie, mehr als die Esktase beim Orgasmus ... 65
  Ein Energiefluß entsteht ... 65
Das PcE-Training ... 67
  Der erste Teil des PcE-Trainings ... 68
Der Pc-Muskel ... 75
  Pc-Muskeltest für Frauen ... 77
  Pc-Muskeltest für Männer ... 78

Pc-Muskeltraining 80
Der zweite Teil des PcE-Trainings 84
Trainingskalender 87
Die gestörte Lebensenergie 89
Hilfe bei Energieblockaden 90
Der Orgasmus 92
Enthaltsamkeit 95
Psychische Probleme in der Sexualität 96
Die Bewußtwerdung des Ursprungsbewußtseins 96
Die Flucht des Ursprungsbewußtseins in die Tagtrance 97
Ein Training kann helfen 99
Die gemeinsame Lust 101
Die erogenen Zonen 101
Der G-Punkt 102
Berühren als sexuelle Kommunikation 105
Verzögerung der Ejakulation 105
Beschleunigung des Orgasmus 106
Aphrodisiaka 108
Bei schlechter Durchblutung und Potenzproblemen 108
Anregende Stoffe (für den Vagotoniker) 110
Entspannende Stoffe (für den Sympathikotoniker) 112
Der „sexte" Sinn 115
Die Nase als Kommunikationsorgan 117
Die neue Dimension der Geruchsmoleküle 118
Die Welt der Pheromone 119
Die subliminale Geruchsbotschaft 120
Sinnliche natürliche Düfte 123
Ätherische Öle 123
Was Sie über den Einsatz ätherischer Öle wissen sollten 124
Der richtige Umgang mit ätherischen Ölen 125
Aktivierende Öle (für den Vagotoniker) 126
Entspannende Öle (für den Sympathikotoniker) 128
Eggetsbergers Aphro-Drink 130
Ätherische Öle als Parfummischung 131
Wirkung ätherischer Öle 132
Wirkungsbereiche der Riechstoffe 133
Das Gespräch mit dem Partner 135
Nonverbale Kommunikation 137
Das bessere Erscheinungsbild 138
Sex im Alter 139

Pflanzliche Hormone . . . 139
Symptome der Wechseljahre und ihre mögliche Behandlung . . . 140
Probleme des älteren Mannes . . . 141
Tips bei unterschiedlich starkem Sexualtrieb . . . 143
Sex als Medizin . . . 144
Die Schilddrüse . . . 146
Die Schilddrüsenübung . . . 147
Nebenwirkungen von Drogen und Medikamenten . . . 149
Sex und Bier . . . 149
Von der Norm abweichendes Geschlechtsleben . . . 151
Aids . . . 153

Nachwort . . . 154

Anhang . . . 155
Bezugsquellen für Wirk- und Aromastoffe . . . 155
Literatur . . . 156

Wichtiger Hinweis

Wer die in diesem Buch empfohlenen Übungen praktizieren möchte, sollte zunächst in bezug auf Verträglichkeit und Folgen seinen Arzt kontaktieren. Der Autor und der Verlag lehnen ausdrücklich die Verantwortung für alle Risiken ab, die dem Leser durch die im Buch beschriebenen Anwendungen entstehen könnten.

In diesem Ratgeber ist auch die Anwendung von ätherischen Ölen dargestellt. Außerdem sind verschiedene Teemischungen und natürliche Wirkstoffe angeführt. Alle empfohlenen Ölkombinationen wurden mit Hilfe von Biofeedbackanlagen ausgemessen und auch praktisch erprobt.

Wenn Sie schwanger sind, in Ihrer Familie Fälle von Epilepsie bekannt sind oder Sie sich in ärztlicher Behandlung befinden, informieren Sie bitte Ihren Arzt/Therapeuten über Ihr Vorhaben, Kräuter oder ätherische Öle anzuwenden. Ätherische Öle sind sehr oft hochwirksame Substanzen, die richtig dosiert werden sollten. Halten Sie sich deshalb bitte genau an die Anwendungsvorschriften und die angegebenen Dosierungen.

Für Fragen zu den in diesem Buch beschriebenen Verfahren oder für Informationen über unser Trainings- und Seminarprogramm stehen Ihnen der Autor und die Mitarbeiter des Instituts für angewandte Biokybernetik und Feedbackforschung, Josefstädter Straße 72, A-1080 Wien, Tel.: 0043-1-408 77 36, 0043-1-408 33 72 oder Fax 0043-1-403 41 51, gerne zur Verfügung.

E-Mail-Adresse: ibf@biofeedb.ac.at

Re®-Training, Psychogenes Hirnfeld® und Biokybernetisches Training® sind eingetragene Marken.

Sie haben einen PC und einen Internet-Zugang?

Unsere neuesten Informationen, Artikel, Forschungsergebnisse, sowie Tests und Programme zum Downloaden finden Sie unter...

http://www.biofeedb.ac.at/

Vorwort

Dieses Buch behandelt die intime Beziehung zwischen Mann und Frau. Und natürlich wirft das „Thema Nummer eins“ viele Fragen auf. Soll und darf man das, was in stiller Zweisamkeit liebender Menschen geschieht, untersuchen, beschreiben, besprechen? Ist es nicht schöner und erlebnisreicher, wenn Liebende – und wir gehen davon aus, daß Liebe eine Grundvoraussetzung für Sex ist – unbelastet von jeglichen theoretischen Kenntnissen den körperlichen Ausdruck ihrer Zuneigung erfahren und genießen? Regelt sich die Sexualität nicht, gesteuert vom Instinkt, selbst? Nach meiner Erfahrung ist genau das Gegenteil der Fall: Unwissenheit, Ängste und falsche Tabus versperren häufig den Weg zu einer erfüllten, glücklichen Partnerschaft. Sinnvoll und ausgewogen in unser tägliches Leben eingebettet, bietet die Sexualität hingegen die beste Möglichkeit, glücklich und darüber hinaus auch gesünder zu leben. Welches Ausmaß und welche Rolle der einzelne der Sexualität beimißt, ist seiner eigenen Entscheidung überlassen. Untersuchungen haben ergeben, daß der Sex ungefähr zehn Prozent einer partnerschaftlichen Beziehung ausmacht – solange im Bett alles funktioniert. Gibt es in diesem Bereich Probleme, steigert sich sein Anteil allerdings auf 90 Prozent.
„Power für Paare“ beschäftigt sich in einer Art und Weise mit dem Thema Sexualität, wie es erst in jüngster Zeit möglich geworden ist. Ausgehend von neuesten biomedizinischen Messungen möchten wir den Leser mit Abläufen in seinem Gehirn und in seinem Körper vertraut machen, die noch längst nicht allgemein bekannt und selbst von Wissenschaftlern noch wenig erforscht sind. Doch dieses Buch versteht sich nicht als trockenes Lehrbuch über körperliche Vorgänge, sondern als Ratgeber für all jene, die mehr darüber wissen wollen, was sich in ihnen während der schönsten Nebensache der Welt abspielt, oder die vielleicht mit dem einen oder anderen Problem kämpfen.
Unsere Untersuchungen haben gezeigt, daß die meisten Schwierigkeiten, die sich im Bereich der Sexualität auftun, erst in zweiter Linie „seelische“ oder „psychische“ Ursachen haben. Ursprünglich beteiligt an der Entstehung solcher Probleme ist vielmehr, welche Gehirnhälfte beim einzelnen die dominierende ist und wieviel Energie im Gehirn zur Verfügung steht. Denn das Maß dieser energetischen Aufladung des Gehirns bestimmt, wie wir uns fühlen und was wir tun. Daß die Dominanz der rechten oder linken Gehirnhälfte beeinflußbar, die Energie meßbar und durch einfache Übungen steuerbar ist, zeigt „Power für Paare“.

Diesem Buch vorausgegangen ist vor einigen Jahren ein Buch mit dem Titel „Was Sie über Sex wissen sollten". Es wurde von mir neu überarbeitet und auch in vielen Kapiteln grundlegend ergänzt und verbessert. Das ist einerseits durch neue Erkenntnisse notwendig geworden und andererseits durch die Tatsache, daß das Training zur energetischen Aufladung des Gehirns („PcE-Training") erst nach Erscheinen des genannten Buches entwickelt wurde.

Gerhard Eggetsberger

Einleitung

Die schönste Nebensache der Welt

Ein Blick in europäische Betten zeigt: Jedes zweite Paar hat mehr oder weniger belastende Probleme im Sexualbereich.
Ob sie keinen Höhepunkt erreicht oder seine Potenz versagt, ob ihre Lust fehlt oder er zu rasch zum Ende kommt – es gibt viel Frust und Enttäuschung, psychische und nicht selten in der Folge physische Probleme, die die Partnerschaft ernsthaft gefährden können. Neueste biomedizinische Untersuchungen mit High-Tech-Biofeedbackgeräten zeigen, wie diverse Sexualstörungen entstehen und vor allem wie sie durch ein leicht erlernbares Training auf Dauer zu beheben sind.

Die häufigsten Ursachen für Probleme im Bett sind:
- überhöhte oder zu geringe Gehirnaktivität
- Muskelverspannungen
- Störungen der Beckenbodenmuskulatur
- Haltungsschäden
- Depressionen
- schlechtes bis fehlendes Körperbewußtsein
- falsches Atmen und die daraus resultierenden Spannungen
- Ängste
- Streß

Wissenschaftliche Erkenntnisse zeigen, daß 85 Prozent aller Sexualprobleme nicht – wie bisher immer gerne behauptet wurde – psychischer Natur, sondern vielmehr reine Fehlsteuerungen des Organismus sind.
Als ich mit den Untersuchungen der sexuellen Reaktionen und der erotischen Fähigkeiten des Menschen begann, mußte ich feststellen, daß es zwar eine Fülle von diversen Untersuchungen und Arbeiten zu diesem Thema gab, diese sich aber nur einem Teilaspekt der Sexualität widmeten. Einerseits sind dies Untersuchungen der Körperfunktionen, andererseits reine Beobachtungen oder tiefenpsychologische Befragungen und Analysen. Auch viele namhafte Sexualforscher wie z. B. Albert Kinsey oder Masters & Johnson beschäftigten sich damit. Was fehlte, war eine ganzheitliche Sicht der Sexualität und des Orgasmus. Eine Sicht der Sexualität, die Körperreaktionen und Hirnreaktionen während des Orgasmus sichtbar macht. Kinsey und seine Mitarbeiter und in neuerer Zeit

Masters und Johnson vertraten die Meinung, daß beim Orgasmus die Klitoris und der Penis die wichtigste Rolle spielen.
Meine Untersuchungen zeigten aber, daß, lange bevor es zu einem Orgasmus kommt, die energetische Aktivierung der rechten Gehirnhälfte darüber entscheidet, ob ein Lustgefühl entsteht und die Geschlechtsorgane mit mehr Blut versorgt werden und ob sexuelle Reize im notwendigen Ausmaß wahrgenommen werden können oder nicht. Wenn der Beckenbodenmuskel (Pubococcygeus, kurz Pc-Muskel) von Mann und Frau stark genug ist und sich entsprechend anspannt, wird die rechte Gehirnhälfte wie eine Batterie energetisch aufgeladen, was wieder mit sich bringt, daß eine immer stärker werdende körperliche Empfindungskraft entsteht.
Um diesen Vorgang zu ermöglichen, muß genügend Energie zwischen Gehirn und Beckenbodenmuskel fließen (über die Wirbelsäule). Jeder Mensch ist aber durch seine individuelle Nervenreaktion unterschiedlich schnell und stark sexuell reizbar. Der nervöse Typ (Sympathikotoniker) muß lernen, seine Überaktivierung des Nervensystems durch verschiedene Praktiken herabzusetzen. Der ruhige passive Typ (Vagotoniker) hingegen muß seine oft geringe Energie im Gehirn durch wirksame Methoden aktivieren.
So kann man sagen, daß sexuelle Probleme oft durch eine Unterversorgung oder Überreaktion bestimmter Hirnareale verursacht werden. Der eine kommt schwer oder gar nicht zum Orgasmus, und der andere kommt schnell zum Höhepunkt und ist dadurch (zumindest teilweise) unbefriedigt. Beides wirkt sich auf die Partnerbeziehung nachteilig aus.
Die nachfolgenden Kapitel sollen Ihnen helfen zu verstehen, welcher Hirntyp und welcher Nerventyp Sie sind. Das Power-Training kräftigt Ihren Pc-Muskel, aktiviert Ihr inneres Kraftwerk und lenkt Ihre Energie in die richtigen Bahnen. Mehr Erfüllung in der sexuellen Begegnung finden, Abbau von Ängsten und die Bewältigung von Problemen ist das Ergebnis.
Abschließend finden Sie Rezepte für aphrodisierende Ölmischungen und Ratschläge über die Wirkungsweise von Nahrungsmitteln. Sie sollten dieses Buch als ein Ganzes sehen, so wie Sie auch Ihre Sexualität als Ganzes sehen sollten und nicht als etwas, das sich ausschließlich in Ihrem Becken befindet. Mit diesem Buch als Anleitung lernt der einzelne, sein natürliches sexuelles Reaktionsmuster zu erreichen bzw. zu erhöhen.

Entstehung und Entwicklung der Biofeedbackforschung

Biofeedback in der Sexualtherapie

Wir haben in den letzten Jahren gerade erst angefangen,
die grenzenlosen Möglichkeiten unseres Geistes zu entdecken.
Jean Houston

Der Begriff „Biofeedback“ (Rückmeldung von biologischen Werten) stammt aus der von Norbert Wiener begründeten Wissenschaft Kybernetik, einer Wissenschaft, die sich mit Steuerung, Kontrolle und Kommunikation in Organismen und Maschinen befaßt. Der Ausdruck „Biofeedback“ entstand aufgrund einer Reihe von wissenschaftlichen Entdeckungen, die zweifelsfrei nachwiesen, daß der Mensch (aber auch Tiere) über die überraschende Fähigkeit der Selbstkontrolle verschiedener körperlicher und geistiger Funktionen verfügt (insbesondere der Funktionen des autonomen Nervensystems), von denen man zuvor angenommen hatte, sie seien nicht willentlich steuerbar. Der Ausdruck selbst stammt aus dem Jahre 1969, als Wissenschaftler bei einem Treffen in Santa Monica, Kalifornien, damit ein umfangreiches Forschungsgebiet bezeichneten, das auf folgendem Gedanken beruhte: Biologische Reaktionen können durch Feedback (Rückmeldung) beeinflußt werden. Die willentliche Steuerung „innerer“ Körperprozesse – lange Zeit Geheimnis östlicher Philosophien – wurde somit zunehmend in klinischen Versuchen und später auch in der klinischen und sexualtherapeutischen Praxis einsetzbar gemacht.
Am Anfang unserer Forschung über das sexuelle Empfinden des Menschen stand die Entdeckung des psychogenen Hirnfeldes an unserem Institut (1983). Gesundheit, Wohlbefinden und sexuelle Erlebnisfähigkeit sind von der Struktur und Stärke des psychogenen Feldes abhängig bzw. davon, in welchem Maße die betreffende Person ihr psychogenes Feld beeinflussen kann.
Mit der Messung des Hirnfeldes wurde eine neue Methode zur Diagnose, Therapie und Therapiekontrolle entdeckt, die eine neue Sichtweise der Psychologie, der Sexualtherapie und der medizinischen Behandlung ermöglicht.

Das psychogene Feld

Das psychogene Feld formt den Orgasmus im Kopf

Aus der Neurologie ist bekannt, daß im Gehirn meßbare Spannungsunterschiede auftreten, die sowohl an der Kopfoberfläche als auch mittels Gehirnsonden gemessen werden können. Dieses Feld mit unterschiedlicher Ausprägung beeinflußt die lokale Gehirngewebsumgebung (z. B. das Sexualzentrum im limbischen Hirnbereich) und ganz spezifisch die Nervenzellen dieser Hirnregion in ihrem elektrischen Verhalten. Die Struktur und Kraft des Hirnfeldes ist bei der sexuellen Begegnung von dem jeweiligen Erregungszustand des einzelnen abhängig sowie von der Fähigkeit, das Hirnfeld (unter dem Einfluß sexueller Reize) unbewußt oder auch bewußt zu verändern.
Nach intensiven Untersuchungen liegt der Schluß nahe, daß man diese Feldschwankungen, ja das Feld an sich, als Indikator für alle sexuellen Vorgänge im gesamten Organismus betrachten kann. Diese energetischen Vorgänge sind aber auch an Geschehen wie Gesundheit, Krankheit und an emotionalen und psychischen Prozessen beteiligt. Den Gleichspannungsanteil des elektrischen Hirnfeldes innerhalb der einzelnen Hemisphären möchte ich als „psychogenes Hirnfeld" bezeichnen. Es beeinflußt einerseits bestimmte Schaltvorgänge im Gehirn (auch den Orgasmus), anderseits erregt jede Aktivität in und um die Zellen wiederum das Hirnfeld. Je mehr Aktivität im Hirngewebe, um so stärker ist das Feld. Bei geringer Aktivität ist das Feld in den betreffenden Hirnbereichen schwach.
Wenn eine Person wenig Interesse an Sex hat, sind ihr Sexualzentrum und die umliegenden Hirnareale nur mit einem schwachen Hirnfeld ausgestattet. Bei wenig „Feldstärke" nimmt die sexuelle Empfindungsfähigkeit immer weiter ab. Es entsteht ein verhängnisvoller Kreislauf: zu wenig Sex, zu wenig „Feldstärke", zu wenig Lust an Sex.
Beim sexuellen Höhepunkt kommt es kurzzeitig zu einer überhöhten Energieansammlung, besonders in der rechten Gehirnhälfte, die beim Eintritt des Orgasmus blitzartig abgebaut wird. In der Erholungsphase nach dem Orgasmus kommt es zu einem sanften Wiederaufbau der hirnelektrischen Spannung. Alle eventuell vorhandenen Überspannungen, besonders in der rechten – emotionalen – Hirnhälfte, werden ruckartig neutralisiert. Diese Forschungsergebnisse könnten einen entscheidenden Beitrag zur modernen Sexual- und Biofeedbacktherapie leisten, wenn nicht sogar die Sexualtherapie revolutionieren.

Links- oder Rechtshirntyp

Der Umstand, welche Gehirnhälfte stärker arbeitet, entscheidet über Ihr sexuelles Leben. Messungen des psychogenen Feldes zeigen, daß je nach Funktion der beiden Gehirnhälften bestimmte psychische und körperliche Zustände entstehen, die sich auch auf Ihr Sexualverhalten auswirken. Um Ihnen eine Selbstbeurteilung Ihrer eigenen Hirndominanz zu ermöglichen, hier die Beschreibung der beiden „Extremformen" der Hirntypen:

Linke Hemisphäre aktiver:

- argumentiert logisch und hat für alles Erklärungen
- ist zukunftsbezogen
- hat nie Zeit und ist mit „Volldampf" (in den Herzinfarkt) unterwegs
- kennt kein Körpergefühl
- ignoriert die Warnsignale seines Körpers
- ist nervös, unruhig, hektisch, überdreht, euphorisch
- lernt schnell, seinen Zustand zu verbessern
- ist eher extrovertiert
- hat eher das Problem, sexuell übererregt zu sein, oder reine Erektionsprobleme

Rechte Hemisphäre aktiver:

- denkt öfter an Sex als der Linkshirnige
- neigt auch mehr zu „ausgefallenen" Sexpraktiken und Sexphantasien
- spricht in Gefühlen, kann auch sehr negativ sein
- denkt vergangenheitsbezogen
- ist oft müde
- eher introvertiert
- hat eher Orgasmusprobleme und braucht oft sehr starke und ausgefallene sexuelle Reize, um überhaupt zu reagieren
- versucht bei Gesundheitsproblemen alle möglichen Therapien und bricht sie wieder ab
- ist mit nichts zufrieden, ist eher depressiv, launisch und emotionalen Schwankungen unterworfen
- neigt zu selbstzerstörerischen Gedanken, rechnet immer mit dem Schlimmsten, lernt langsam und oft qualvoll (für die anderen!), seinen Zustand zu verbessern

Die rechte Gehirnhälfte und der Orgasmus

EEG-Messungen während des Orgasmus zeigten einwandfrei, daß die rechte Gehirnhemisphäre beim Sex mehr in Anspruch genommen wird als die linke. Der Wissenschaftler Dr. L. Goldstein fand bei seinen Untersuchungen heraus, daß beim menschlichen Sexualakt und beim Orgasmus die beiden Hemisphären unterschiedliche EEG-Muster produzieren. Während seine Versuchspersonen (männliche wie auch weibliche) sich in der ersten Phase, also in der Erregungsphase, befanden, zeigte sich im EEG der rechten Gehirnhälfte eine Amplitudenvergrößerung (hochspindelige Thetawellen), die sich während der Orgasmusphase noch weiter verstärkten. Diese EEG-Untersuchung zeigte aber auch, daß die linke Hemisphäre die ganze Zeit über, also von der Erregungsphase bis zur Orgasmusphase, übliche EEG-Werte im Alphabereich produzierte.
Im normalen Wachzustand zeigen beide Hemisphären annähernd gleiche Muster im EEG. Liegen jedoch verschiedene EEG-Muster vor, wie z. B. ein Alpharhythmus neben einem Thetarhythmus, ist das menschliche Bewußtsein auf der linken Seite wach, auf der rechten Seite aber weit von der normalen Realität entfernt. Dies nennt man in der Fachsprache einen dissoziierten Bewußtseinszustand. Dieser besondere Zustand baut sich schon zu Beginn der sexuellen Aktivität auf, ist aber besonders ausgeprägt während des Orgasmus und dabei für die sexuelle Erlebnistiefe verantwortlich. Daher entstehen beim intensiven Orgasmus auch sehr oft veränderte Zeitempfindungen. Diese Untersuchungen der EEG-Leistungen der rechten Gehirnhälfte werden noch durch medizinische Untersuchungen bei Schlaganfallpatienten gestützt. Menschen, die einen rechtshemisphärischen Gehirninfarkt erlitten hatten, zeigten ein stark vermindertes sexuelles Interesse (Libidoverlust), und auch die Potenz war weitestgehend vermindert. Beim linkshemisphärischen Gehirninfarkt konnten keine besonderen sexuellen Einschränkungen an Patienten festgestellt werden. In einem Versuch wurde am Institut für Biokybernetik und Feedbackforschung folgender Test erstellt: Einigen prominenten Österreichern wurden Porträts von Filmschönheiten vorgelegt. Dabei wurde die körperliche Erregung (durch Puls-, Muskelspannungs-, Hautwiderstandsmessungen) sowie der Grad der Aktivierung der rechten Gehirnhälfte gemessen. Eine nachträgliche Befragung ergab, daß die Versuchspersonen um so mehr von den weiblichen Reizen der dargestellten Schauspieler angesprochen wurden, je höher der körperliche Erregungsgrad oder je größer die Aktivierung in der rechten Gehirnhälfte war.
Zusammenfassend könnte man sagen, daß nur eine aktive rechte Gehirnhälfte, d. h. eine Gehirnhälfte, die auch in der Lage ist, sich energetisch stark aufzuladen, ein Garant für eine starke sexuelle Erlebnisfähigkeit ist. Daher sollten

gerade Menschen mit geringem sexuellen Interesse dafür sorgen, daß ihre rechte Gehirnhälfte stärker und öfter aktiviert wird. Dazu sind diverse Trainingsmöglichkeiten in diesem Kapitel enthalten. Bei wirklich anhaltender Lustlosigkeit könnte es auch von Vorteil sein, ein spezifisches Hirnfeldtraining in einem gut ausgerüsteten Biofeedbacklabor zu absolvieren.

Hirndominanztest

Die 28 Fragen, die Sie einfach mit Ja oder Nein beantworten, ermitteln, ob Sie mehr links- oder mehr rechtshirnig denken und fühlen. Ja heißt, die Frage trifft auf Sie zu. Nein heißt, die Frage trifft auf Sie überhaupt nicht zu.

		Ja	Nein
1.	Haben Sie Geduld, und gehen Sie an eine Aufgabe von verschiedenen Gesichtspunkten heran, bis Sie schließlich eine Lösung finden?	☒	☐
2.	Können Sie etwas gut in eher groben Zügen planen und beschreiben?	☒	☐
3.	Bringen Sie gerne Ordnung in etwas, und achten Sie auf die richtige Reihenfolge?	☒	☐
4.	Denken Sie im allgemeinen sehr logisch, und können Sie für gewöhnlich erkennen, warum sich andere Menschen auf eine bestimmte Art und Weise verhalten?	☒	☐
5.	Können Sie ein paar Worte in mehreren Fremdsprachen sprechen?	☐	☒
6.	Können Sie meistens die richtigen Worte finden, um Ihre Gefühle zu beschreiben?	☒	☐
7.	Fällt Ihnen Kategorisieren und das Ordnen von Unterlagen leicht?	☒	☐
8.	Sind Sie in Ihren Ansichten objektiv? Versuchen Sie erst die Tatsachen zu erkennen, bevor Sie sich entscheiden?	☒	☐
9.	Lieben Sie Puzzles und Wortspiele?	☒	☐
10.	Finden Sie gerne den Sinn in einer Sache, die ohne Sinn erscheint? Können Sie die Gedanken eines Menschen für einen anderen interpretieren?	☒	☐
11.	Bevorzugen Sie Zahlen, Fakten in logischer Abfolge?	☒	☐
12.	Bevorzugen Sie einen ordentlich geordneten und übersichtlichen Arbeitsplatz/Studierplatz?	☒	☐

13.	Interessieren Sie sich für Psychologie und ganzheitliche Heilpraktiken?	☒	☐
14.	Interessieren Sie sich für Technik und technische Lösungen?	☐	☒
15.	Handeln Sie oft spontan? Sind Sie manchmal voreilig in Ihren Schlußfolgerungen?	☐	☒
16.	Sind Sie ein Tagträumer, sind Ihre nächtlichen Träume wirklichkeitsnahe und spannend?	☒	☐
17.	Sind Sie an Musik, Malerei, Tanz und künstlerischen Ausdrucksformen interessiert?	☒	☐
18.	Fehlt Ihnen das besonders gute Gefühl für Zeit?	☒	☐
19.	Fällen Sie öfter nur aufgrund Ihres Gefühls ein Urteil?	☒	☐
20.	Haben Sie manchmal das Gefühl, etwas schon einmal gesehen oder erlebt zu haben – wie in einem anderen Leben?	☒	☐
21.	Haben Sie häufig gewisse Ahnungen, und folgen Sie oft Ihrem Instinkt?	☒	☐
22.	Sind Sie ein visueller Typ? Können Sie sich Orte am besten über Farben einprägen?	☒	☐
23.	Weinen Sie leicht, und sind Ihre Gefühle schnell verletzt?	☒	☐
24.	Sind Sie romantisch, und sind Schönheit und Luxus für Sie wichtig?	☒	☐
25.	Denken Sie oft an Vergangenes?	☐	☒
26.	Lernen Sie leichter durch Tun und direktes Beobachten?	☒	☐
27.	Bezeichnen viele Ihren Arbeitsplatz/Studierplatz als chaotisch und ungeordnet?	☒	☐
28.	Betrachten Sie die Grafik mit den 3 Figuren. Entscheiden Sie sich für Figur 1, 2 oder 3. Wenn Sie Figur 1 gewählt haben, dann bedeutet das Nein. Wenn Sie Figur 2 oder 3 gewählt haben, dann kreuzen Sie das Ja an.	☐	☒

1 2 3

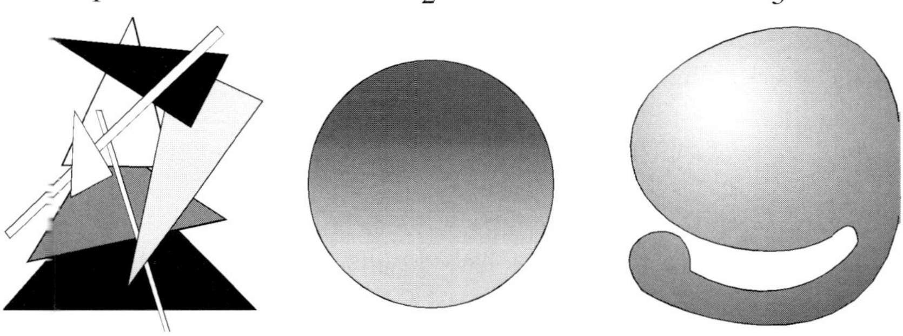

Auswertung

Zählen Sie zusammen, wie viele Testfragen Sie von den Fragen 1 bis 14 mit Ja beantworten konnten. Diese Punkteanzahl hat mit dem Gebrauch der linken Hirnhälfte zu tun.

......12...... Punkteanzahl
linke Hirnhälfte

Dann zählen Sie zusammen, wie viele Testfragen Sie von den Fragen 15 bis 28 mit Ja beantworten konnten. Diese Punkteanzahl hat mit dem Gebrauch der rechten Hirnhälfte zu tun.

......11...... Punkteanzahl
rechte Hirnhälfte

Wenn nun eine Hirnhälfte stark zu dominieren scheint (z. B. 8 Punkte links zu 3 Punkten rechts), dann weist das auf eine stärkere Bevorzugung der linken Hirnhälfte hin. Steht das Punkteverhältnis aber eher unentschieden (z. B. 8 Punkte zu 7 Punkten), dann scheinen Sie bei richtiger Beantwortung eher ausgewogen zu denken und zu fühlen. Über eine eventuelle Hirnhälftendominanz könnte nur noch die Biofeedbackmessung des psychogenen Hirnfeldes Auskunft geben.

Hirndominanzgrafik

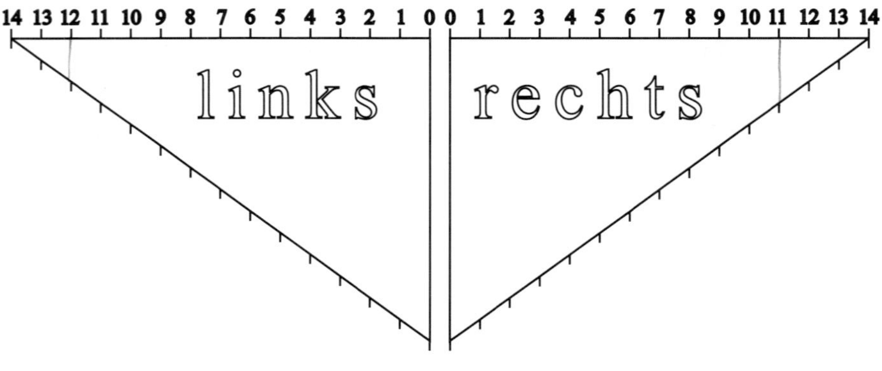

Ziehen Sie mit einem Stift bei der jeweiligen Punktemarke einen Strich. So können Sie Ihre Hirndominanz bildlich darstellen.

Die Arbeit am psychogenen Hirnfeld

Ändern Sie Ihre Hirndominanz, Ihr psychogenes Hirnfeld, und Sie werden sich sexuell wohler fühlen. Ein unharmonisch starres Hirnfeld läßt auf Dauer keine positiven Gedanken zu.
Menschen mit bestimmten Hirnfeldern, mit bestimmter Hirndominanz, ziehen Menschen mit ähnlichem Hirnfeld an, lehnen aber den Gegenpart ab. Der Linkshirndominante harmonisiert eher mit einem linkshirnigen Partner. Der Rechtshirndominante harmonisiert eher mit einem rechtshirnigen Partner. Denn die verschiedenen Denk- und Verhaltensweisen haben im unterschiedlichen Gebrauch unserer Gehirnstrukturen ihren Ursprung. Schon die Sprechweisen von Links- oder Rechtshirnigen unterscheiden sich in den meisten Situationen stark.

Ausgleichstraining

Die Auswertung des Hirndominanztests wird Ihnen helfen, Ihre dominante Hirnhälfte herauszufinden. Wenn Sie sich über Ihre bevorzugte Gehirnhälfte schlüssig geworden sind, können Sie mit einem gezielten Ausgleichstraining beginnen. Dieses Training zeigt dort die schnellsten Erfolge, wo die Asymmetrie, die Unausgewogenheit der beiden Gehirnhälften nicht zu groß ist. Schnelleren und sicheren Erfolg erzielen Sie in Extremfällen nur durch das richtige Biofeedbacktraining des psychogenen Hirnfeldes.
Bei den meisten Personen werden die in diesem Buch beschriebenen Trainingsarten erfolgreich sein. Beachten Sie aber, daß „Heimtraining“ der weniger aktiven Hirnhälfte sehr oft auf innere Widerstände oder sogar auf Ablehnung stößt. **Da müssen Sie durch!**
Das Ausgleichstraining beinhaltet im wesentlichen das Auseinandersetzen mit dem Denkstil, den Fähigkeiten und Fertigkeiten des entgegengesetzten Hirntyps.

Das Training für den Rechtshirndominanten

Aktivieren der linken Hirnhälfte

1. Bringen Sie Ordnung in Ihr Leben. Setzen Sie sich realistische Ziele (mindestens 3). Planen Sie für die Zukunft.
2. Bleiben Sie beharrlich bei dem einmal eingeschlagenen Weg.
3. Halten Sie Ihre Ziele weitestgehend geheim. Menschen mit starker Rechtshirnaktivität ziehen ähnliche Hirntypen an, und der rechte Gefühlstyp neigt zu Depressionen und Versagensangst. Er würde aus seiner Sicht der Dinge keinen Erfolg erwarten und Sie wahrscheinlich mit Worten und Gestik entmutigen.
4. Lösen Sie sich von Redewendungen, die negativ belegt sind, wie: „Das kann ich nicht." Kontrollieren Sie Ihre Sprache, und Sie werden bald bemerken, daß Sie so ganz leicht die Kontrolle über Ihren Geist gewinnen.
5. Inhalieren Sie gehirnaktivierende ätherische Öle (siehe Seite 126 ff.), um sich in den gewünschten Zustand einzufühlen.
6. Sprechen Sie nicht über Dinge, die Sie nicht wünschen und die Sie nicht erleben wollen. Sprechen Sie über Gesundheit, Wohlstand und Glück.
7. Vermeiden Sie unnötige, traurige und destruktive Themen. Schauen Sie sich nur heitere Filme oder Theaterstücke an.
8. Lauschen Sie nur rhythmischer, freundlicher und aktivierender Musik.
9. Fördern Sie gute soziale Kontakte.
10. Atmen Sie immer tief, langsam und gleichmäßig. Immer wenn Sie sich nervös oder ängstlich fühlen, sollten Sie mindestens fünfmal tief und fest ein- und ausatmen.
11. Betreiben Sie mehrmals in der Woche Sport oder Gymnastik, um Ihren Körper zu beleben. Besorgen Sie sich ein gutes Trainingsprogramm – oder noch besser, gehen Sie in ein Fitneßstudio oder in einen Turnverein. Der Körper beeinflußt den Geist. Verändern und straffen Sie Ihre Körperhaltung. Kontrollieren Sie Ihre Körperhaltung anfangs mindestens fünfmal am Tag, wenn nötig öfter, bis Sie ständig aufrecht stehen oder sitzen und sich frei bewegen. Halten Sie Ihren Kopf gerade und lächeln Sie.
12. Üben Sie täglich fünf Minuten Kopfrechnen. Erhöhen Sie dabei langsam den Schwierigkeitsgrad der Rechenaufgaben.
13. Lesen Sie anspruchsvolle und auch mehr technische Literatur (weniger Romane).

14. Lernen Sie eine Fremdsprache, gehen Sie in eine Abendschule.
15. Leben Sie täglich nach einem Plan, den Sie sich am Vorabend oder am Morgen punkteweise in Ihr Notizbuch schreiben.
16. Essen Sie nur, wenn Sie Hunger haben, und hören Sie auf, wenn Sie satt sind.
17. Suchen Sie den Kontakt zur Realität. Nehmen Sie eine kalte Dusche, machen Sie einen Spaziergang, gehen Sie in eine Sauna, oder arbeiten Sie körperlich.
18. Suchen Sie die Gesellschaft heiterer Menschen. Gehen Sie ins Kino oder ins Theater.

Machen Sie das Training von Punkt 1 bis 18 immer wieder durch. Prüfen Sie, was Sie besser machen könnten. Beschäftigen Sie sich intensiv und ohne Vorurteile mit linkshirnigen Menschen. Versuchen Sie, den Linkshirnigen zu verstehen, versuchen Sie, so zu fühlen wie ein Linkshirndominanter.
Üben Sie dies immer wieder, und Sie werden bemerken, daß eine neue Beziehung zum Andersdenkenden entsteht.

Das Training für den Linkshirndominanten

Aktivieren der rechten Hirnhälfte

1. Vor allem: Lassen Sie sich Zeit!
2. Erlernen Sie eine Muskelentspannungstechnik, z. B. progressive Muskelentspannung nach Edmund Jakobson, Elektromyogrammfeedback-(EMG-)Training etc.
3. Hören Sie in Ruhe Musik, gehen Sie öfter zu Kunstveranstaltungen, in Ausstellungen. Besuchen Sie Museen. Wandern Sie mindestens einmal in der Woche längere Zeit durch die freie Natur.
4. Beobachten Sie die Menschen in Ihrer Umgebung mehr.
5. Lernen Sie, ruhig und gleichmäßig zu atmen.
6. Betreiben Sie mehrmals in der Woche Sport oder Gymnastik, um Ihren Körper zu beleben. Besorgen Sie sich ein gutes Trainingsprogramm. Gehen Sie in einen Turnverein, absolvieren Sie Ihre Turn- und Gymnastikübungen, wann immer es möglich ist, unter freiem Himmel. Wichtig: Ruhen Sie sich nach Ende Ihrer sportlichen Aktivität längere Zeit (mindestens 15 Minuten) aus. Genießen Sie die Ruhe, das Leben, entspannen Sie sich tief.

7. Essen Sie nur, wenn Sie Hunger haben und wenn es Ihnen schmeckt. Hören Sie auf, wenn Sie satt sind.
8. Machen Sie sich öfter eine kleine Freude, kaufen Sie sich auch einmal etwas Unnötiges.
9. Lassen Sie Ihre Arbeit im Büro. Genießen Sie den Feierabend oder Urlaub. Gegebenenfalls suchen Sie sich ein Hobby, vorzugsweise ein handwerkliches oder künstlerisches.
10. Üben Sie Zeichnen unter Umgehung der linken Hirnhälfte. Die Kunsterzieherin Betty Edwards rät hier zu folgender Methode: Nehmen Sie eine einfache Zeichnung, z. B. das Bild einer Person. Stellen Sie diese auf den Kopf, und beginnen Sie, das Bild nachzuzeichnen.
    Unter normalen Bedingungen ist Zeichnen eine Fähigkeit der rechten Hemisphäre. Wenn diese Gehirnhälfte allein arbeitet, produziert sie auch bei ungeübten Erwachsenen sowie bei Kindern sehr anschauliche Zeichnungen. Die meisten Menschen aber erhalten nicht die Gelegenheit, ihre Talente zu entfalten. Die analytische, verbale linke Gehirnhälfte – der es an künstlerischen Fähigkeiten mangelt – greift störend ein. Die Quelle dieser Störung liegt in der natürlichen Neigung, ein Bild oder eine Szene zu benennen, zu berechnen und zu analysieren, bevor man sie malt. Edwards' Methode zielt darauf ab, das Ausmaß, in dem die linke Hemisphäre am Prozeß des Zeichnens mitwirkt, zu verringern. Steht ein Bild auf dem Kopf, ist es schwerer zu erkennen. Daher kann die rechte Hirnhemisphäre die Kopieraufgabe ohne Störungen durch die linke angehen. Die meisten von Ihnen werden über das Ergebnis überrascht sein. Es wird sich um eine ganz annehmbare Kopie der Originalzeichnung handeln, die Sie so oft wie möglich durchführen sollten, mindestens aber dreimal die Woche.
11. Lernen Sie, Ihren Gefühlen auch körperlich Ausdruck zu geben. Wenn Sie z. B. wütend sind, ballen Sie die Fäuste, schlagen Sie auf den Tisch, verhalten Sie sich mit Ihrem Körper, mit Ihrer Mimik so, daß die Umwelt Ihre Gefühle erkennen kann, ohne daß Sie dazu verbal Stellung nehmen müssen.

Nicht nur die Hirndominanz ist entscheidend für die Qualität der sexuellen Erlebnisfähigkeit, sondern auch der Energieanteil, mit dem Ihr Hirn arbeitet.

Test: Wie stark ist Ihr Gehirn aktiviert?

Beantworten Sie jede Frage mit Ja, Nein oder Ich weiß nicht. Geben Sie sich bei der Bewertung für jedes Ja 2 Punkte, 1 Punkt für jedes Ich weiß nicht und 0 Punkte für Nein. Tragen Sie die Punkte in das nebenstehende Kästchen.

		2 Ja	0 Nein	1 Weiß nicht
1.	Mögen Sie es gerne, wenn um Sie herum viel los ist?	☒	☐	☐
2.	Können Sie schlagartig antworten, wenn Ihnen Fragen gestellt werden?	☒	☐	☐
3.	Geben Sie gelegentlich am Telefon vor, jemand anderer zu sein?	☐	☒	☐
4.	Finden Sie es schwierig, bei Verabredungen pünktlich zu sein?	☐	☒	☐
5.	Fühlen Sie sich öfter gelangweilt?	☐	☒	☐
6.	Fallen Sie häufig anderen ins Wort?	☐	☒	☐
7.	Versuchen Sie, leichte Erkrankungen zu ignorieren?	☐	☒	☐
8.	Haben Sie bei Aufregung oft feuchte Hände?	☐	☐	☒
9.	Würden Sie in den meisten Situationen lieber reden als zuhören?	☐	☒	☐
10.	Neigen Sie dazu, Dinge zu übertreiben?	☐	☒	☐
11.	Stehen Sie gerne im Mittelpunkt einer Gesellschaft?	☐	☐	☒
12.	Machen Sie oft mehrere Dinge gleichzeitig?	☒	☐	☐
13.	Haben Sie nie Zeit?	☐	☒	☐
14.	Gehen Sie öfter leichtsinnig mit Geld um?	☐	☒	☐
15.	Gehören Sie zu den Menschen, die sagen, was sie denken?	☒	☐	☐
16.	Können Sie oft schlecht einschlafen, weil Ihnen Gedanken nicht aus dem Kopf gehen?	☐	☒	☐
17.	Sind sie oft ruhelos?	☐	☒	☐
18.	Hält man Sie für unberechenbar?	☐	☒	☐
19.	Langweilen Sie die meisten anderen Menschen?	☐	☒	☐
20.	Trinken Sie gerne Alkohol zur Entspannung?	☐	☐	☒
21.	Leiden Sie unter starken Muskelverspannungen?	☐	☒	☐
22.	Leiden Sie unter zu hohem Blutdruck oder zu schnellem Herzschlag?	☐	☒	☐

23. Geraten Sie in vielen Situationen schnell in Wut?	☐	☒	☐
24. Sind Sie beim Sex oft übererregt?	☐	☒	☐
25. Nehmen Sie öfter Beruhigungsmittel?	☐	☒	☐
26. Fahren Sie gerne schnell mit dem Auto?	☐	☐	☒
27. Lieben Sie das Abenteuer?	☐	☐	☒
28. Überschlagen sich manchmal Ihre Gedanken?	☒	☐	☐
29. Haben Sie manchmal unbegründete Angstgefühle?	☐	☒	☐
30. Sind Sie chaotisch?	☐	☐	☒

Auswertung

Zählen Sie alle ermittelten Punkte zusammen!

Gesamtpunkteanzahl . . . .

44 bis 60 Punkte

Diese Punkteanzahl bedeutet, daß Sie stark aktiviert sind. Ihr Gehirnpotential dürfte oft sehr energiereich sein. Sie sind impulsiv und oft auch ein nach außen gehender Menschentyp. Sie suchen auch eher die Aufregung als die Ruhe. Im Sexualbereich haben Sie genug „mentale" Energie im Gehirn (wenn Sie sich selbst nicht negativ beeinflussen), was Ihnen eine schnelle sexuelle Reaktionsfähigkeit bringt. Ihre Probleme liegen eher darin, daß Sie zu leicht erregbar sind. Männer neigen bei dieser Punkteanzahl auch zu vorzeitiger Ejakulation. Ein gutes Entspannungstraining oder entspannende Wirkstoffe (siehe Seite 123 ff., „Ätherische Öle") können Abhilfe schaffen. Meiden Sie alles, was Sie zu sehr aufregt. Gehen Sie mit Ruhe an den Sex heran, atmen Sie gerade am Anfang ruhig und gleichmäßig. Als Frau sind Sie zumeist sehr leicht erregbar. Sie kommen meist rasch zum Höhepunkt und haben ein nervöses und leidenschaftliches Temperament. Sollten Sie sich zu nervös fühlen, so erlernen Sie Entspannungstechniken. Atemtechniken und ätherische Öle können Sie ebenfalls entspannen. Eventuell sollten Sie überlegen, ein Entspannungstraining in einem Biofeedbacklabor zu absolvieren.

20 bis 43 Punkte

Sie liegen im guten Mittelfeld. So wie es aussieht, sind Sie nicht immer stark aktiviert. Ihr Gehirnpotential („Hirnenergie") ist zumeist durchschnittlich bis leicht erhöht. Haben Sie trotzdem das Gefühl, zu nervös zu sein und sexuell zu schnell zu reagieren, befolgen Sie die Ratschläge, die unter Punkteanzahl 44–60 angegeben sind.

0 bis 19 Punkte

Dieser Wert besagt, daß Sie im Grunde Ihres Wesens eher ruhig sind. Ihr Gehirnpotential („Hirnenergie") ist meist eher entspannt und manchmal unaktiviert. Versuchen Sie, mehr aus sich herauszugehen. In einem Biofeedbacklabor können Sie lernen, Ihr Gehirnpotential zu steigern, sich also besser zu aktivieren. Es ist wahrscheinlich, daß Sie nur durch zusätzliche Reize zum Orgasmus kommen. Wie schon erwähnt, ist es nötig, einen Hirnstromwert zu produzieren, der ausreichend stark ist, um einen Orgasmus zu erreichen. Siehe dazu auch Seite 123 ff., „Ätherische Öle".

Power für das hirnelektrische Feld

So bekommen Sie mehr Hirnenergie:

- Am stärksten ist die Konzentration an Sexualhormonen (bei Mann und Frau) morgens zwischen 7 und 9 Uhr. Während des „Sexhochs" kann das hirnelektrische Feld leichter aktiviert werden (außer Sie sind zu müde).
- **Gehirnaktivierung:** Man kann davon ausgehen, daß verstärktes Atmen durch das linke Nasenloch die rechte Gehirnhälfte aktiviert.
  Dazu halten Sie das rechte Nasenloch mit einem Finger verschlossen. Atmen Sie etwas schneller als normal einige Minuten nur durch das linke Nasenloch ein. Das müßte bei den meisten Menschen eine Steigerung der Aktivität in der rechten Gehirnhälfte bewirken. Trainieren Sie diese Gehirnhälfte öfter am Tag durch Anwenden der Atemtechnik – ganz besonders vor einer sexuellen Begegnung mit Ihrem Partner.[1]
- **Der hirnaktivierende Atem:** Diese Atemtechnik sollten Sie nur mit dem Bauch (Bauch-Zwerchfell-Atmung) durchführen. Sie kostet am Anfang einige Anstrengung.
  Lockern Sie Ihre Kleidung so weit, daß Sie den Bauch heben und senken können.
  Beginnen Sie nun, schnell und kräftig einzuatmen. Achten Sie darauf, daß Sie ungefähr jede erste Sekunde ein- und jede zweite Sekunde ausatmen. Versuchen Sie dabei im Rhythmus zu bleiben, also in der Minute 30mal ein- und auszuatmen. Diese Atmung steigert Pulsfrequenz, Blutdruck und Gehirnaktivität beträchtlich. Üben Sie ein paar Minuten, solange Sie sich dabei wohl fühlen. Das steigert Ihre Erregung. Da bei dieser Übung durch die erhöhte Sauerstoffzufuhr leicht ein Schwindelgefühl auftreten kann, sollten Sie dabei anfangs sitzen oder liegen. In Kombination mit Riech- und Aromastoffen, welche die Hirnaktivität steigern, bringt dieses Atemverfahren eine überraschende Wirkung mit sich (siehe Kapitel „Ätherische Öle").
  Achtung! Diese Atemübungen sollten nur gesunde Personen durchfüh-

---

1 Eggetsberger/Eder: *Das neue Kopftraining der Sieger,* Verlag Orac.

ren. Herz- und Lungenkranke sowie Menschen, die unter zu hohem Blutdruck leiden, sollten diese Übungen meiden. Im Zweifelsfall kontaktieren Sie Ihren Arzt.

- **Hirngymnastik:** Übungen wie Rumpfbeugen, Kerze, Kopfstand und die sogenannte Yoga-Pflugübung steigern und verbessern die Gehirndurchblutung. Sie sollten anfangs nur etwa 30 Sekunden, später bis zu 5 Minuten üben. Auch diese Übungen sind gut mit Aphrodisiaka und ätherischen Ölen zu kombinieren.

Bei allen angeführten Übungen spüren Sie eine sofortige Wirkung. Wenn Sie sie über einen längeren Zeitraum hinweg durchführen, verbessern sich Aktivität und Durchblutung Ihres Gehirns auf Dauer.

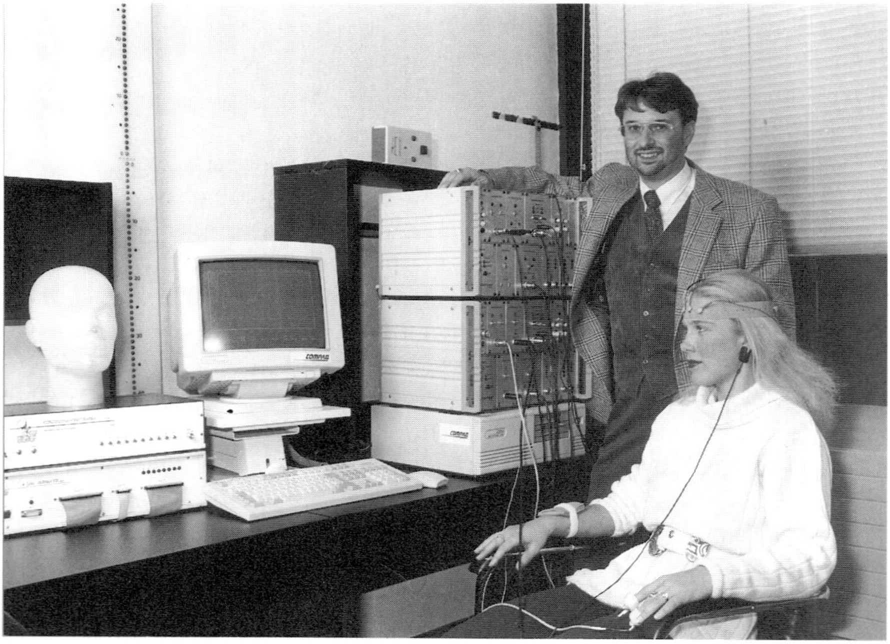

Messung der Hirnströme (ultralangsame Potentiale)

Vagus und Sympathikus

Das Nervensystem bestimmt den sexuellen Reaktionstyp

Da die Funktionen des vegetativen Nervensystems die Basis für die weiteren Erläuterungen darstellen, sollen in den nächsten zwei Grafiken die beiden Antagonisten („Gegenspieler") erklärt werden. Grundsätzlich läßt sich sagen, daß sich diese beiden Anteile (Sympathikus, Parasympathikus) wechselseitig beeinflussen.

Zur weiteren Illustration folgen einige Beispiele von Reaktionsprofilen aus der Praxis mit dazugehöriger Deutung.

In unmittelbarer Nähe einer Menschenansammlung ertönt ein Explosionsknall. Ein Teil der Leute ergreift schreiend die Flucht, manche bleiben offenbar unbeeindruckt, wieder andere brechen vor Schreck zusammen, erleiden einen Kollaps, fallen in Ohnmacht. Warum reagieren Menschen so verschieden? Tests haben gezeigt, daß die „Schreier" und „Läufer" im Alltag zumeist leicht erregbare, nervöse, agile, sehr unbeherrschte und temperamentvolle Typen sind, nämlich solche, die zu Herzklopfen, Kopfschmerzen und Bluthochdruck neigen, die sexuell oft zu schnell und zu früh reagieren. Es handelt sich um die sogenannten Sympathikotoniker, in deren vegetativem Nervensystem der Sympathikus überwiegt. Die kollabierenden, geschockten, in Ohnmacht fallenden Leute hingegen zählen zu den Menschen, die man gewöhnlich als ruhige, scheinbar ausgeglichene Menschen einstuft, solche, die Kummer und Ärger mehr in sich hineinzufressen pflegen, dafür aber häufig über Magenbeschwerden und niedrigen Blutdruck klagen. Ihre sexuellen Probleme liegen vor allem in ihrer verzögerten oder ausbleibenden sexuellen Reaktion. Oft brauchen sie zur Erreichung des Orgasmus Zusatzreize. Viele dieser Nerventypen neigen daher dazu, besondere Sexualpraktiken zur Erhöhung der eigenen Stimulierung anzuwenden oder sich diese beim sexuellen Akt vorzustellen. Diese Personen werden als Vagotoniker bezeichnet, weil in ihren vegetativen Reaktionen der Vagus oder genauer der Parasympathikus die Oberhand hat.

Diese zwei gegensätzlichen vegetativen Reaktionstypen (Sympathikotoniker und Vagotoniker) kann man immer wieder in entsprechenden Situationen herausfinden; selbst nach kurz dauernden schwachen Reizeinflüssen, etwa nach gewöhnlichem Lärm. Bei beiden ist das vegetative Gleichgewicht gestört bzw.

einseitig verschoben, ohne daß man sie jedoch als krank bezeichnen kann. Im Gegensatz zum dritten, weitaus selteneren ausgeglichenen Typ, bei dem sich Sympathikus und Vagus die Waage halten, besteht bei diesen eine besondere Neigung zu bestimmten Krankheiten. So sind Sympathikotoniker besonders von Erkrankungen des Gefäß- und Kreislaufsystems, von Herzinfarkt und Bluthochdruck heimgesucht, während Vagotoniker eher für Magen- und Darmgeschwüre, für zu niedrigen Blutdruck, Darmbeschwerden und Bronchialasthma anfällig sind. Bei beiden Konstitutionstypen gehen nach massiven, dauernden Überreizungen die zunächst vorübergehenden Veränderungen an den einzelnen Funktionskreisen und Organen nicht mehr zurück, sondern sie verstärken sich und werden schließlich krankhaft.

Die Einteilung in Sympathikotoniker und Vagotoniker ist selbstverständlich nicht absolut zu nehmen, sondern immer nur als vorherrschende Tendenz. Ein Vagotoniker kann gelegentlich sympathikotonisch reagieren und umgekehrt – je nach den Bedingungen in seiner Umgebung oder in einer entsprechenden Lebensphase.

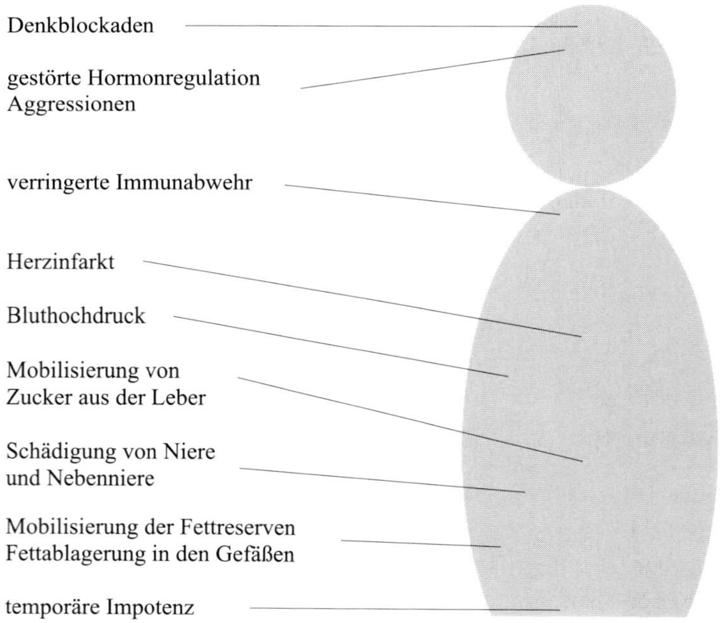

Der Sympathikotoniker, der aggressiv Reagierende

Vor einem Biofeedback-Training, aber auch vor einem Meditations-Selbsthypnose-Training ist es notwendig festzustellen, welchem Typ die betreffende Person angehört. Durch eine einfache meßtechnische Anordnung ist dies innerhalb ganz kurzer Zeit auch mittels Biofeedbackgerät leicht und genau meßbar.

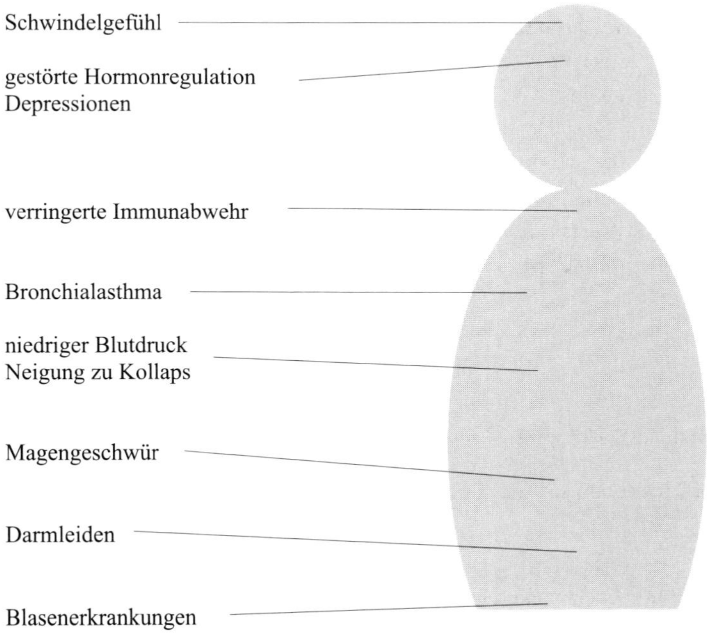

Der Vagotoniker,
der Gedämpfte

Der Streßtyp

An dieser Stelle möchte ich auf die Grundregeln der psychosomatischen Vorgänge eingehen. Der Begriff Psychosomatik setzt sich aus Psyche (= Seele) und Soma (= Körper) zusammen. Dieser Begriff zeigt, daß körperliche und seelische Vorgänge im Leben eng verbunden sind.
Bei dieser Verbindung spielt das sogenannte vegetative Nervensystem (autonome Nervensystem) die wichtigste Rolle – und das bei allen lebensnotwendigen

Regelvorgängen, wie z. B. Gehirn-Aufmerksamkeits-Regelung, Hormonhaushalt, Herzschlag, Kreislauf, Stoffwechsel, Atmung, Muskelspannung, Verdauung, Schweißdrüsen, Blutgefäße . . .
Das vegetative Nervensystem reguliert alle diese Funktionen (und noch viel mehr) über Vorgänge, die sich den jeweiligen körperlichen und seelischen Bedürfnissen anpassen. Bei körperlicher Anstrengung, wie z. B. beim Laufen, erhöht sich – ohne gedankliches Zutun – die Sauerstoffzufuhr, die Herzschlagfolge . . .
Ebenso wie das vegetative Nervensystem auf körperliche Aktionen und Bedürfnisse automatisch reagiert, reagiert es auf Emotionen und Gefühlsregungen selbständig. Angst, Panik, Schrecken oder Freude, Liebe – alle Gefühle lösen bestimmte (meßbare) körperliche Reaktionen aus. Wir können das vegetative Nervensystem als ein Bindeglied zwischen unseren seelischen (Psyche) und unseren körperlichen (Soma) Vorgängen sehen.
Das autonome Nervensystem bedient sich bei seinen Regelvorgängen zweier gegensätzlicher Systeme, eben der sympathischen und der parasympathischen (Vagus) Nervenfunktionen. Die Aktivierung des Sympathikus hat zwangsläufig die Aktivierung des Parasympathikus zur Folge oder umgekehrt.
Das sympathische System ist das System der „Aktionen", der Sofortreaktionen, das in akuten Situationen alle erforderlichen Reaktionen des Körpers zur Auseinandersetzung mit dem Problem (eventuell mit einer Gefahr) einleitet. Der Parasympathikus (Vagus) wieder aktiviert alle Vorgänge, die der Erholung, der Verdauung und dem Aufbau gelten. So kann man den Sympathikus als das Alarmsystem des Reaktionssystems sehen und den Parasympathikus als das dämpfende, beruhigende System. Beide Systeme sollten eigentlich harmonisch zusammenarbeiten und den Organismus vor Schaden bewahren. „Angeboren" ist uns ein ausgewogenes System. Durch Dauerstreß, Erziehung, Ängste usw. verschiebt sich die Ausgewogenheit in eine Richtung. Es kommt dann zu einer typischen psychosomatischen Reaktionsweise eines Sympathikotonikers oder eines Vagotonikers, je nachdem, welches System die Oberhand gewinnt.

Der Sympathikotoniker

Vom Sympathikus beherrscht

Ein vom Sympathikus regierter Mensch fühlt sich häufig angespannt, hat öfter Bluthochdruck als andere Menschen (der Sympathikus ist auch der Nerv, der uns erröten läßt), leidet mitunter an Kopfschmerzen; wir finden bei solchen Menschen oft Unruhe, Nervosität, feuchte Hände, durch Überaktivität Konzen-

trationsprobleme, Einschlafschwierigkeiten, Herz-Kreislauf-Probleme. In akuten Streßsituationen verhalten sich diese Menschen aufbrausend, aggressiv, indem sie „in die Luft gehen“ oder schreien. Durch die Verschiebung zum Sympathikus kommen sie also zu schnell in eine Alarmreaktion.
Regel für den Sympathikotoniker:
Reg dich nicht über Kleinigkeiten auf!
Das Leben besteht nur aus Kleinigkeiten!

Der Vagotoniker

Vom Parasympathikus beherrscht

Bei diesen Menschen ist das Gleichgewicht in Richtung Parasympathikus (Vagus) verschoben. Man sieht ihnen kaum eine Regung an, sie wirken oft betont ruhig und beherrscht. Doch sie tragen ihre „inneren“ Konflikte durch parasympathische Reaktionen aus, wie etwa Magen- und Darmstörungen. Auch dieser Typ kann in akuten Situationen mit Kopfschmerzen (durch Blutdruckabfall, Blutleere im Kopf) reagieren. Der Vagus ist der Nerv, der uns erblassen läßt. Konzentrationsprobleme durch Unterversorgung des Gehirns sind ebensooft zu beobachten. Der Vagotoniker reagiert dann eher mit Schwindelgefühl, Benommenheit, Müdigkeit. Er versucht, sich ständig zu dämpfen.

Streßtyptest

Welcher Streßtyp sind Sie?
Beantworten Sie alle Fragen mit Ja oder Nein.

		Ja	Nein
1.	Sind Sie viel zu energiegeladen, um langsam arbeiten zu können?	☐	☒
2.	Geraten Sie ziemlich schnell in Aufregung und/oder Wut?	☐	☒
3.	Können Sie gut mehrere Dinge gleichzeitig erledigen?	☒	☐
4.	Ist Ihr Motto: Nichts auf die lange Bank schieben, alles sofort erledigen?	☐	☒
5.	Sind Sie erst zufrieden, wenn Sie eine gute und angestrebte Position erreicht haben und/oder wenn Sie genügend Geld zurückgelegt haben, um ein gesichertes Auslangen zu haben?	☒	☐

6.	Haben Sie aufregende, faszinierende Hobbys wie Bergsteigen, Tauchen, Drachenfliegen, Segeln etc.?	☐	☒
7.	Träumen Sie öfter davon, mit einer Aufgabe nicht rechtzeitig fertig zu werden?	☐	☒
8.	Erfolg ist für Sie erst, wenn auch die anderen Ihre Leistungen und Fähigkeiten anerkennen?	☒	☐
9.	Staus und Warteschlangen machen Sie ungeduldig und gereizt?	☐	☒
10.	Bei Meinungsverschiedenheiten versuchen Sie den anderen Ihren Standpunkt unmißverständlich klarzumachen, wobei Sie dabei öfter die Stimme erheben?	☐	☒

Geben Sie sich für jedes Ja einen Punkt, zählen Sie alle Punkte zusammen, und tragen Sie das Ergebnis unter Typ A (Sympathikotoniker) in Ihre Streßtyp-Dominanzgrafik auf der nächsten Seite ein.

		Ja	Nein
1.	Lassen Sie sich Zeit, ohne deshalb langsam zu sein?	☒	☐
2.	Sind Sie der Meinung, daß es sich nicht lohnt, sich aufzuregen?	☒	☐
3.	Machen Sie immer nur eine Sache zur selben Zeit?	☐	☒
4.	Ist Ihr Motto: Was ich heute nicht schaffe, wird morgen erledigt?	☒	☐
5.	Innere Ruhe, Beschaulichkeit und Ausgeglichenheit sind Ihnen mehr wert als Karriere, Macht und Wohlstand?	☒	☐
6.	Lieben Sie ruhige Musik, sonnenbaden, spazierengehen, tagträumen, lesen?	☒	☐
7.	Träumen Sie nie davon, daß Sie etwas nicht schaffen?	☒	☐
8.	Ist es Ihnen ziemlich egal, was die anderen von Ihnen denken, solange Sie selbst wissen, daß Sie Ihre Arbeit korrekt und sauber erfüllen?	☒	☐
9.	Bleiben Sie beim Warten in einer Schlange zumeist geduldig?	☒	☐
10.	Stört es Sie nicht, wenn einer anderer Meinung ist?	☒	☐

Geben Sie sich für jedes Ja einen Punkt, zählen Sie die Punkte zusammen, und tragen Sie das Ergebnis unter Typ B (Vagotoniker) in Ihre Streßtyp-Dominanzgrafik ein. Aus dieser Grafik ersehen Sie, welches der beiden Nervensysteme bei Ihnen dominiert.

Streßtyp-Dominanzgrafik

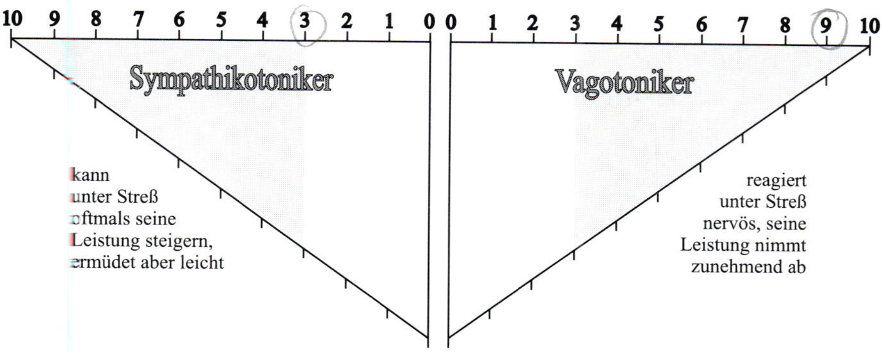

Ein möglicher Streßtypausgleich ist das Training auf einem Ergometer. Um den ausgleichenden Effekt zu erreichen, müssen Sie täglich 15 Minuten mit einer Herzfrequenz von ca. 140/Min. trainieren. Wenn Sie dieses Training mehrere Monate durchhalten, kommt es zu einem ausgewogenen Streßtypverhalten.

Sex und Streß

Streß ist einer der wesentlichen Faktoren bei sexuellen Schwierigkeiten. Eine einfache Methode zur Bewertung der aktuellen körperlichen Streßbelastung ist der

Puls-Atem-Streßtest

Das Verhältnis von Puls und Atmung zeigt uns ebenfalls, wie stark eine Person belastet ist. Beim gesunden Sympathikotoniker ist das Verhältnis zwischen Puls und Atmung im Tagesverlauf maximal 10 : 1, beim Vagotoniker kann das Verhältnis auf 2 : 1 absinken. Nach ca. 30 Kniebeugen und kurzer Entspannung sollten beide Reaktionstypen sich auf den Wert 4 : 1 (4 Pulsschläge zu 1 Atemzug) einpendeln. Wer diese Werte nicht mehr erreicht, ist gefährdet und urlaubsreif!

Streß macht krank	
Wirkung auf	**Streß als Auslöser für**
Geschlechtsorgane Frauen	Menstruationsstörungen, Frigidität
Geschlechtsorgane Männer	Impotenz, vorzeitiger Samenerguß
Haar	Schuppenbildung, Haarausfall
Gehirn	Depressionen, Angst, seelische Störungen
Mund	Herpes-Bläschen
Lunge	Bronchitis, Asthma
Herz	Herzbeschwerden, Angina pectoris, Infarkt
Magen	Sodbrennen, Geschwüre, Krebs
Leber	weniger Gallenbildung, Krämpfe der Gallenblase
Darm	Entzündungen, Durchfall
Blase	Reizblase, Entzündungen
Haut	Ekzeme, Schweißbildung, Rötungen
Muskeln	nervöse Zuckungen, Muskelschwäche

Weitere Tests und Fragebögen

Die Tests und Fragebögen in diesem Kapitel zeigen die wesentlichen Faktoren, die Ihr Leben und Ihre sexuelle Beziehung beeinflussen. Sie helfen Ihnen, sich selbst besser kennenzulernen und bei Bedarf eine gezielte Problemanalyse durchzuführen. Die folgenden Kapitel bieten Ihnen konkrete Techniken, Hilfestellungen und Ratschläge, um:

- Ihr Leben und vor allem Ihr Sexualleben zu bereichern;
- Ihre eventuell vorhandenen sexuellen Probleme zu lösen;
- Ihr Interesse an neuem und erprobtem Wissen über Sexualität zu bereichern.

Tests für „sie“

Wie stark ist Ihr sexuelles Verlangen?

1. Sind Sie durch erotische Filme oder Magazine erregbar?

Immer 2
Manchmal 1
Nie 0

2. Sie sind jünger als 50 Jahre.
Wie oft haben Sie Geschlechtsverkehr?

Mehr als dreimal in der Woche 2
Ein- oder zweimal in der Woche 1
Weniger als einmal in der Woche 0

2a. Sie sind älter als 50 Jahre.
Wie oft haben Sie Geschlechtsverkehr?

Öfter als dreimal in der Woche 2
Ein- oder zweimal in der Woche 1
Selten oder nie 0

3. Wann hatten Sie Ihren ersten Geschlechtsverkehr?

Früher als die meisten Bekannten 2
Etwa zur gleichen Zeit wie die meisten Bekannten 1
Später als die meisten Bekannten 0

4. Wie oft denken Sie an Sex?

Fast jeden Tag einmal 1
Selten oder nie 0
Mehrmals am Tag 2

5. Wie oft geht die sexuelle Initiative von Ihnen aus?

Selten oder nie 0
Manchmal 1
Sehr oft 2

6. Wie ist Ihre Reaktion, wenn Ihr Partner die sexuelle Initiative ergreift?

Überwiegend positiv 1
Fast immer erfreut 2
Wenn ich überhaupt reagiere, dann gleichgültig 0
Ich reagiere nur aus Gefälligkeit 0
Ich reagiere nur, um ihn nicht zu verärgern 0

7. Hatten Sie außer mit Ihrem jetzigen Partner schon mit anderen Männern sexuelle Beziehungen?

Ja . . . . 2 X
Nein 0

8. Hatten Sie schon mit mehr als einer Person gleichzeitig sexuelle Beziehungen?

Selten 1
Öfter als dreimal . . . . 2 X
Noch nie 0

9. Wie oft masturbieren Sie?

Ein- oder zweimal in der Woche 1
Mehrmals die Woche . . . . 2 X
Selten oder nie 0

10. Wie schnell sind Sie sexuell erregt?

Schnell und sehr leicht 2
Nach einiger Zeit . . . . 1 X
Gar nicht oder nur nach langer Stimulation 0

11. Wie lange dauert es, bis Sie zum Höhepunkt gelangen?

Ich komme nur selten oder nie zum Orgasmus . . . . 0 X
Es dauert etwa 15 Minuten 1
Es dauert im Durchschnitt 5 Minuten 2

Auswertung:

0 bis 8 Punkte: Sollte Ihr Partner öfter Sex haben wollen als Sie, lesen Sie weiter beim Testteil „Warum schwaches sexuelles Interesse?“, sowie „Tips bei unterschiedlich starkem Sexualtrieb“, Seite 143.
9 bis 16 Punkte: Ihr Sexualtrieb ist gut ausgeprägt. Siehe Seite 144 f., „Sex als Medizin“.
17 bis 24 Punkte: Ihr Sexualtrieb ist sehr stark. Wenn Sie dadurch Probleme mit Ihrem Partner haben, lesen Sie die Tips auf Seite 143, „Unterschiedlich starker Sexualtrieb“.

Warum schwaches sexuelles Interesse?

1. Sind Sie desinteressiert, oder hat Ihr sexuelles Interesse an Ihrem derzeitigen Partner nachgelassen?

Ja: Die Stärke des sexuellen Verlangens hängt von der Intensität der Gefühle

zu Ihrem Partner ab. Wenn Sie sich nicht wirklich zu Ihrem Partner hingezogen fühlen, werden Sie auf Dauer nur schwaches sexuelles Interesse aufbringen können. Vielleicht fehlt es Ihnen aber auch nur an Abwechslung in Ihrem Sexualleben.
Lesen Sie weiter auf Seite 101 ff., „Die gemeinsame Lust".

2. Haben Sie in den letzten zwei Monaten ein Baby bekommen?
Ja: Der Sexualtrieb ist bei vielen Frauen nach einer Schwangerschaft für einige Zeit stark reduziert. Sollte sich das aber in etwa zwei Monaten nicht normalisieren, sprechen Sie mit dem Arzt Ihres Vertrauens darüber. Vielleicht hilft Ihnen aber auch das Training zur Stärkung des Beckenbodenmuskels, siehe Seite 80 ff., „Pc-Muskeltraining", sowie Seite 123 ff., „Ätherische Öle".

3. Unterliegt Ihr sexuelles Interesse im Laufe des Monats Schwankungen?
Ja: Einige Frauen bemerken während des Menstruationszyklus, daß ihr Sexualleben regelmäßig schwächer oder auch stärker wird. Oft ist der Sexualtrieb vor oder während der Menstruation am stärksten. Es ist aber ganz natürlich, einmal keine oder nur wenig Lust am Sex zu verspüren. Vielleicht lesen Sie weiter unter „Pc-Muskeltraining", Seite 80 ff., und unter „Pflanzliche Hormone", Seite 139 f..

4. Trinken Sie viel Alkohol?
Ja: In kleinen Mengen genossen, steigert Alkohol bei vielen Menschen das Verlangen. Konsumieren Sie hingegen regelmäßig größere Mengen Alkohol, dann ist es sehr wahrscheinlich, daß auch Ihr Sexualtrieb in Mitleidenschaft gezogen wird. Es wird oft durch den erhöhten Alkoholgenuß schwierig (bei Vagotonikern noch schwieriger, siehe Seite 149 f., „Sex und Bier"), zum Orgasmus zu kommen. Versuchen Sie, den Alkoholgenuß einzuschränken, vertrauen Sie sich einem Arzt oder Therapeuten an.

5. Nehmen Sie Drogen?
Ja: Fast alle Drogen wirken sich auf die Orgasmusfähigkeit und Reaktion negativ aus, abgesehen von den gesundheitlichen und gesetzlichen Problemen, die früher oder später jeden Drogensüchtigen treffen. Siehe dazu Seite 149 f., „Nebenwirkungen von Drogen und Medikamenten.

6. Können Sie bei sich mehr als zwei der folgenden Symptome feststellen?
- Oftmals Hexenschuß
- Öfters Kreuzschmerzen oder Muskelverspannungen im Rücken und Schulterbereich
- Krampfadern

- Kopfschmerzen/Migräne
- Stauungen in den Beinen

Ja: Lesen Sie auch auf Seite 29 ff., „Vagus und Sympathikus“.

7. Können Sie bei sich mehr als zwei der nachfolgenden Symptome feststellen?

- Verstärktes Kälteempfinden (ständiges Frieren)
- Trockenes Haar
- Haarausfall
- Energiemangel und wenig Appetit (Appetitlosigkeit)
- Trockene Haut

Ja: Wenn Sie mehrere dieser Symptome an sich bemerkt haben, könnte es sich bei Ihnen um eine Schilddrüsenunterfunktion handeln, wodurch sowohl Ihr Sexualtrieb als auch Ihre körperliche und geistige Energie leidet. Vielleicht fehlt Ihnen nur etwas Jod. Konsultieren Sie den Arzt Ihres Vertrauens.

8. Plagen Sie öfter Schuldgefühle?

Ja: Lesen Sie auf Seite 123 ff., „Ätherische Öle“, sowie Seite 61 f., „Sexuelles Körperbewußtsein entwickeln“, nach. Sprechen Sie bei ausgeprägten Schuldgefühlen mit einem Arzt oder Psychotherapeuten.

9. Leiden Sie unter Versagensängsten?

Ja: Lesen Sie auf Seite 123 ff., „Ätherische Öle“, sowie Seite 61 f., „Sexuelles Körperbewußtsein entwickeln“, nach.

10. Müssen Sie regelmäßig Medikamente einnehmen?

Ja: Einige Medikamente (besonders gegen hohen Blutdruck, Schlaflosigkeit, Depressionen sowie herzregulierende Medikamente) können das sexuelle Verlangen und Empfinden stark beeinträchtigen. Sprechen Sie mit Ihrem Arzt oder Therapeuten, vielleicht kann er Ihnen Medikamente mit weniger starken Nebenwirkungen verordnen oder Therapien, die das sexuelle Verlangen nicht beeinflussen.

11. Hat Ihr sexuelles Verlangen in den Wechseljahren stark nachgelassen?

Ja: Ihre Wechseljahre und Ihr Sexualtrieb stehen nach neuesten Erkenntnissen nicht in einem direkten Zusammenhang. Die meisten Frauen bemerken keinen Unterschied, bei einigen – so zeigten Umfragen – steigert sich das sexuelle Verlangen sogar. Sollte trotzdem Ihr sexuelles Verlangen nachgelassen haben oder nachlassen, so liegt das eher an Ihrer Einstellung zum Älterwerden oder zum Verlust Ihrer Fruchtbarkeit. Es ist zumeist eine psychologische Hemmschwelle, die in den meisten Fällen leicht überwunden werden kann. Lesen Sie nach unter „Sex im Alter“, Seite 139 ff.

12. Sind Sie seit längerer Zeit ohne festen sexuellen Partner?
Ja: Bei vielen Frauen verlangt ein starker Sexualtrieb nach einer festen, sicheren und entspannten Partnerschaft. Vielleicht sollten Sie sich nach einem dauerhaften Partner umsehen.

13. Stehen Sie privat oder beruflich ständig unter Streß?
Ja: Lesen Sie auf Seite 123 ff., „Ätherische Öle“, und Seite 108 ff., „Aphrodisiaka“.

14. Haben Sie Angst, während des Geschlechtsverkehrs die Kontrolle über sich selbst zu verlieren?
Ja: Wenn Sie immer Ihre Gefühle unter Kontrolle gehalten oder dies auch nur ständig versucht haben, so können Sie nicht loslassen, geschehen lassen und richtig fühlen. Lesen Sie unter „Körperbewußtsein entwikkeln“, Seite 61 f., sowie unter „Ätherische Öle“, Seite 123 ff.

15. Haben Sie Angst, schwanger zu werden?
Ja: Praktizieren Sie eine sichere Empfängnisverhütung – dann brauchen Sie keine Angst zu haben, ungewollt schwanger zu werden. Sprechen Sie mit Ihrem Arzt über die für Sie geeignete Empfängnisverhütungsmethode (Verträglichkeit, Sicherheit etc.).

16. Haben Sie negative Vorstellungen beim Gedanken an Sex? Hat man Ihnen als Kind beigebracht, Sex wäre etwas Schmutziges, etwas Schlechtes, dessen man sich schämen muß? Sind Sie überzeugt, daß Sex etwas Unmoralisches ist?
Ja: Sie sollten einen guten Psychotherapeuten aufsuchen, eventuell einen, der auch mit der Biofeedbacktechnik arbeitet, damit Ihre Therapie schneller vorankommt. Sie sollten lernen, daß Sie – wie jeder andere Mensch auch – ein Recht auf sexuellen Genuß haben. Bedenken Sie, Sex ist das Natürlichste auf der Welt und auch das größte Wunder der Schöpfung, das Sie gesund hält. Ohne Sex gäbe es Sie nicht. Lesen Sie weiter auf Seite 144 f., „Sex als Medizin“.

17. Haben Sie gerade einen neuen Partner?
Ja: Sex wird durch ständiges Üben immer besser. Je lockerer Sie mit Ihrem Partner üben und über Ihre sexuellen Gefühle reden können, um so schneller werden Sie lernen, Ihre gegenseitigen Bedürfnisse und Wünsche zu befriedigen. Sollten Sie dabei Probleme haben, lesen Sie Seite 135 ff., „Das sexuelle Gespräch“.

18. Halten Sie sich selbst für unattraktiv?

Ja: Lesen Sie unter „Das bessere Erscheinungsbild“, Seite 138.

19. Ist Ihr Partner zu unerfahren, zu schnell, unsensibel, oder geht er nicht auf Ihre Wünsche ein?

Ja: Vielleicht weiß er nicht, wie er Sie am besten erregt und zum Orgasmus bringt. Dann ist es Ihre Aufgabe, ihm zu erklären oder zu zeigen, wie Ihr Körper reagiert und was Sie lieben. Lesen Sie Seite 101 f., „Die gemeinsame Lust“.

20. Denken Sie beim Liebesakt ausschließlich daran, wie Sie Ihren Partner befriedigen können?

Ja: Sie sollten Ihr Selbstwertgefühl steigern, siehe Seite 61 f., „Sexuelles Körperbewußtsein entwickeln“. Sex ist keine Pflicht, sondern vor allem Vergnügen, nämlich gegenseitiges Vergnügen. Vielleicht ist der Wunsch, anderen alles recht zu machen, bei Ihnen besonders stark ausgeprägt. Bejahen Sie Ihre Sexualität. Lesen Sie Seite 144 f., „Sex als Medizin“.

21. Haben Sie in letzter Zeit Schmerzen beim Geschlechtsverkehr?

Ja: Vielleicht liegt es daran, daß die natürliche Scheidensekretion derzeit verringert ist. Ihr Arzt wird Ihnen eine gute Creme verschreiben, oder aber Sie kaufen sich eine Gleitcreme im Handel. Auch wenn Sie unter Schmerzen leiden, sollten Sie zum Arzt gehen. Eventuell versucht auch Ihr Unterbewußtsein, Sie zu „schützen“. Wenn Ihr Arzt aber keine körperlichen Zusammenhänge entdecken kann, sprechen Sie mit ihm über eine mögliche Psychotherapie.

22. Bekommen Sie keinen Orgasmus beim Geschlechtsverkehr?

Ja: Vielleicht dauert der Liebesakt für Sie nicht lange genug. Erklären Sie das Problem Ihrem Partner, zeigen Sie ihm Techniken, die auch Sie zum Orgasmus bringen. Lesen Sie gemeinsam Seite 101 ff., „Gemeinsame Lust“, sowie Seite 123 ff., „Ätherische Öle“.

23. Kommen Sie nur beim Geschlechtsverkehr mit Ihrem derzeitigen Partner nicht zum Orgasmus?

Ja: Befassen Sie sich mit Ihrer Partnerbeziehung, mit eventuellen Sorgen, großen finanziellen Problemen. Lernen Sie Entspannungstechniken, siehe auch Seite 123 ff., „Ätherische Öle“. Vielleicht haben Sie Angst, die Kinder zu stören oder daß andere Personen Sie hören könnten. Wenn ja, so versuchen Sie einmal Sex an einem anderen, ungestörten Ort. Bitten Sie jemanden, für einige Zeit auf Ihre Kinder aufzupassen, gehen Sie eventuell essen oder ins Kino, und danach lieben Sie sich wie früher.

24. Haben Sie oft das Gefühl, ganz knapp vor dem Höhepunkt zu stehen, aber dann klappt es doch nicht?

Ja: Merkt Ihr Partner, daß Ihre Erregung abflaut, wenn er auch nur kurz aufhört, Sie zu stimulieren? Sprechen Sie mit ihm darüber.
Vielleicht sind Sie nicht in der richtigen körperlichen Position, oder Sie werden nur teilweise richtig stimuliert.
Kennt Ihr Partner alle Ihre erogenen Zonen oder die Art, wie Sie kurz vor dem Orgasmus stimuliert werden wollen? Sprechen Sie mit ihm darüber.
Kann Ihr Partner erkennen, wie weit Sie sind? Vielleicht verhalten Sie sich zu ruhig, so daß er kein Feedback hat. Viele Frauen verhalten sich kurz vor dem Orgasmus ruhig, und manche spannen sich sogar an. Erkennt Ihr Partner das nicht, sollten Sie ihn darauf aufmerksam machen. Manchmal hilft Stöhnen!
Vielleicht ist Ihre Beckenbodenmuskulatur einfach zu schwach (siehe Seite 80 ff., „Pc-Muskeltraining"). Versuchen Sie einige der Tests, um sich zu vergewissern.
Sind Sie zu verspannt oder zu entspannt? Lesen Sie Seite 31 ff., „Streßtypen", und befolgen Sie die Ratschläge zu den einzelnen Nerventypen.

25. Haben Sie nur beim Masturbieren einen Orgasmus?

Ja: Sie sollten Ihrem Partner zeigen, wie Sie richtig zu stimulieren sind.

26. Kommen Sie nicht zum Orgasmus, und haben Sie auch noch nie masturbiert?

Ja: Seite 62, „Masturbation", kann Ihnen helfen, sich besser kennenzulernen. Sie sollten mehr Körperbewußtsein entwickeln. Falsche Scham ist hier fehl am Platz.

27. Wurde Ihnen bei einer Operation die Gebärmutter entfernt, und stellten sich danach sexuelle Probleme ein?

Ja: Die Operation hat keine nachhaltige Wirkung auf Ihr Sexualleben und Ihren Orgasmus, was Reihenuntersuchungen und Befragungen zweifelsfrei aufzeigten. Vielleicht brauchen Sie zunächst eine Zeitlang ein Gleitmittel. Es kann auch sein, daß Ihnen Ihre Vagina unmittelbar nach der Operation kürzer und enger vorkommt, aber das gibt sich bei regelmäßigem Geschlechtsverkehr von selbst. Bei Problemen scheuen Sie sich nicht, Ihren behandelnden Arzt zu konsultieren, der Ihnen aufklärend zur Verfügung stehen sollte. Ihr Arzt wird Ihnen in den meisten Fällen auch bestätigen, daß Sie ungefähr sechs bis acht Wochen nach der Operation wieder ganz normalen Geschlechtsverkehr haben können.

28. Wurden Ihre Eierstöcke entfernt?

Ja: Diese Operation kann klimakterische Beschwerden auslösen, z. B. mangelnde vaginale Feuchtigkeit, Hitzewallungen, nächtliche Schweißausbrüche, eventuell auch kurzzeitiges Schwindelgefühl. Ihr Arzt kann Ihnen sicher mit östrogenhaltigen Präparaten helfen. Ansonsten sollte die Operation keine nachhaltige Wirkung auf Ihr Sexualleben haben.

29. Hatten Sie noch nie Interesse am Sex, aber für Ihren jetzigen Partner wollen Sie das ändern?

Ja: Vertrauen Sie sich einem Arzt an, lassen Sie eventuell Ihren Hormonspiegel untersuchen. Lesen Sie Seite 108 ff., „Aphrodisiaka“, Seite 123 ff., „Ätherische Öle“, Seite 80 ff., „Pc-Muskeltraining“, Seite 62, „Masturbation“.

Hormonelle Unregelmäßigkeiten

Zeichen für Östrogenüberschuß

- Übelkeit und Erbrechen
- Benommenheit
- Ödeme (Wasseransammlungen im Gewebe)
- Wadenkrämpfe
- Brustvergrößerung
- Chloasma (braune Flecken im Gesicht)
- Sehkraftveränderungen
- Bluthochdruck
- bestimmte Kopfschmerzen (vaskuläre)

Zeichen für Östrogenmangel

- Vorblutungen (1. bis 14. Tag)
- verminderte Periodenblutung
- Schmerzen beim Geschlechtsverkehr aufgrund von Veränderungen der Vagina

Zeichen für Progesteronüberschuß

- gesteigerter Appetit
- Müdigkeit
- Depression, Stimmungsveränderung
- empfindliche Brust
- vaginale Pilzinfektionen
- fettige Haut und Haare
- verstärkte Behaarung (Hirsutismus)

Zeichen für Progesteronmangel

- Nachblutungen (15. bis 21. Tag)
- starke Periodenblutung mit Klumpen
- verminderte Brustgröße

Kräutertees aus Süßholzwurzel und Berberitze regen die Östrogenproduktion auf natürliche Art an (siehe auch Seite 139 f., „Pflanzliche Hormone“).

Tests für „ihn“

Wie stark ist Ihr sexuelles Verlangen?

1. Sind Sie durch erotische Filme oder Magazine erregbar?

Immer 2
Manchmal 1
Nie 0

2. Sie sind jünger als 50 Jahre.
Wie oft haben Sie Geschlechtsverkehr?

Mehr als dreimal in der Woche 2
Ein- oder zweimal in der Woche 1
Weniger als einmal in der Woche 0

2a. Sie sind älter als 50 Jahre.
Wie oft haben Sie Geschlechtsverkehr?

Öfter als dreimal in der Woche 2
Ein- oder zweimal in der Woche 1
Selten oder nie 0

3. Wann hatten Sie Ihren ersten Geschlechtsverkehr?

Früher als die meisten Bekannten 2
Etwa zur gleichen Zeit wie die meisten Bekannten 1
Später als die meisten Bekannten 0

4. Wie oft denken Sie an Sex?

Fast jeden Tag einmal 1
Selten oder nie 0
Mehrmals am Tag 2

5. Wie oft geht die sexuelle Initiative von Ihnen aus?

Selten oder nie 0
Manchmal 1
Sehr oft 2

6. Wie ist Ihre Reaktion, wenn Ihre Partnerin die sexuelle Initiative ergreift?
Überwiegend positiv 1
Fast immer erfreut 2
Wenn ich überhaupt reagiere, dann gleichgültig 0
Ich reagiere nur aus Gefälligkeit 0
Ich reagiere nur, um sie nicht zu verärgern 0

7. Hatten Sie außer mit Ihrer jetzigen Partnerin schon mit anderen Frauen sexuelle Beziehungen?
Ja 2
Nein 0

8. Hatten Sie schon mit mehr als einer Person gleichzeitig sexuelle Beziehungen?
Selten 1
Öfter als dreimal 2
Noch nie 0

9. Wie oft masturbieren Sie?
Ein- oder zweimal in der Woche 1
Mehrmals die Woche 2
Selten oder nie 0

10. Haben Sie Erektionsprobleme?
Oft 0
Nicht sehr oft 1
Selten oder nie 2

11. Haben Sie sexuelle Phantasien, außer beim Geschlechtsverkehr oder beim Masturbieren?
Sehr oft 2
Manchmal 1
Selten oder nie 0

Auswertung:

0 bis 8 Punkte: Sollte Ihre Partnerin mehr Sex haben wollen als Sie, so gehen Sie weiter zum Fragebogen „Warum schwaches sexuelles Interesse?“, Seite 47 ff., sowie Seite 143, „Tips bei unterschiedlich starkem Sexualtrieb“.
9 bis 16 Punkte: Ihr Verlangen nach Sex ist gut ausgeprägt. Lesen Sie weiter auf Seite 144 f., „Sex als Medizin“.
17 bis 24 Punkte: Sie haben einen starken Sexualtrieb. Wenn Sie dadurch Probleme mit Ihrer Partnerin haben, lesen Sie die Tips auf Seite 143, „Unterschiedlich starker Sexualtrieb“.

Warum schwaches sexuelles Interesse?

1. Sind Sie desinteressiert, oder hat Ihr sexuelles Interesse an Ihrer derzeitigen Partnerin nachgelassen?

Ja: Lesen Sie weiter auf Seite 101 ff., „Gemeinsame Lust, Tips für die Partnerbeziehung", sowie Seite 135 ff., „Das sexuelle Gespräch".

2. Sind Sie Ihrer Partnerin böse, oder sind Sie mit Ihrer Partnerschaft unzufrieden?

Ja: Wenn die Beziehung zwischen Ihnen nicht besser wird, kann Ihr sexuelles Interesse an Ihrer Partnerin nicht zurückkehren.

3. Sind Sie derzeit deprimiert? Haben Sie Ängste, Sorgen oder ständig schlechte Laune?

Ja: Ängste, Sorgen, Depressionen und schlechte Laune sind weitverbreitete Ursachen für ein Manko an sexuellem Interesse. Sobald sich Ihre Stimmung bessert, dürfte sich in den meisten Fällen Ihr Verlangen nach Sex wieder steigern.

4. Zweifeln Sie sehr oft an Ihrer sexuellen Fähigkeit und an der Wirkung Ihrer sexuellen Techniken?

Ja: Sie sollten lernen, Ihre Unsicherheiten abzulegen, denn diese sind Ihr wahres Problem. Lesen Sie Seite 61 f., „Sexuelles Körperbewußtsein entwickeln".

5. Trinken Sie viel Alkohol?

Ja: In kleinen Mengen genossen, steigert Alkohol bei vielen Menschen das Verlangen. Konsumieren Sie hingegen regelmäßig größere Mengen von Alkohol, dann ist es sehr wahrscheinlich, daß auch Ihr Sexualtrieb in Mitleidenschaft gezogen wird. Es wird oft durch den erhöhten Alkoholgenuß schwierig, zum Orgasmus zu kommen (bei Vagotonikern noch schwieriger, siehe Seite 149 f., „Sex und Bier"). Versuchen Sie, den Alkoholgenuß einzuschränken, vertrauen Sie sich einem Arzt oder Therapeuten an.

6. Nehmen Sie Drogen?

Ja: Fast alle Drogen wirken sich auf die Orgasmusfähigkeit und sexuelle Reaktion negativ aus, abgesehen von den gesundheitlichen und gesetzlichen Problemen, die früher oder später jeden Drogensüchtigen treffen. Siehe dazu Seite 149 f., „Nebenwirkungen von Drogen auf das sexuelle Reaktionsmuster".

7. Können Sie bei sich mehr als zwei der folgenden Symptome feststellen?

- Oftmals Hexenschuß

- Öfters Kreuzschmerzen oder Muskelverspannungen im Rücken und Schulterbereich
- Krampfadern
- Kopfschmerzen/Migräne
- Stauungen in den Beinen

Ja: Lesen Sie Seite 29 ff., „Vagus und Sympathikus“.

8. Können Sie bei sich mehr als zwei der nachfolgenden Symptome feststellen?
- Verstärktes Kälteempfinden (ständiges Frieren)
- Trockenes Haar
- Haarausfall
- Energiemangel und wenig Appetit (Appetitlosigkeit)
- Trockene Haut

Ja: Wenn Sie mehrere dieser Symptome an sich bemerkt haben, könnte es sich bei Ihnen um eine Schilddrüsenüberfunktion handeln, wodurch sowohl Ihr Sexualtrieb als auch Ihre körperliche und geistige Energie in Mitleidenschaft gezogen wird. Vielleicht fehlt Ihnen nur etwas Jod; konsultieren Sie daher den Arzt Ihres Vertrauens.

9. Plagen Sie öfter Schuldgefühle?

Ja: Lesen Sie auf Seite 61 f., „Sexuelles Körperbewußtsein entwickeln“, nach. Sprechen Sie bei ausgeprägten Schuldgefühlen mit einem Arzt oder Psychotherapeuten.

10. Leiden Sie unter Versagensängsten?

Ja: Lesen Sie auf Seite 61 f., „Sexuelles Körperbewußtsein entwickeln“, nach.

11. Haben Sie ein sexuelles Problem, z. B. Erektionsschwierigkeiten?

Ja: Schwaches sexuelles Interesse ist eine natürliche Reaktion auf ein Problem, das öfter auftritt. Wenn Sie eine ständige Partnerin haben, dann sprechen Sie mit Ihr über das Problem. Sie wird verstehen, daß nicht sie als Person an Ihrem derzeit geringen sexuellen Interesse schuld ist. Lesen Sie Seite 101 ff., „Gemeinsame Lust“, Seite 80 ff., „Pc-Muskeltraining“, Seite 33 f., „Streßtyptest“, Seite 108 ff., „Aphrodisiaka“, Seite 123 ff., „Ätherische Öle“.

12. Müssen Sie regelmäßig Medikamente einnehmen?

Ja: Einige Medikamente (besonders Medikamente gegen hohen Blutdruck, Schlaflosigkeit, Depressionen sowie herzregulierende Medikamente) können das sexuelle Verlangen und Empfinden stark beeinträchtigen. Sprechen Sie mit Ihrem Arzt oder Therapeuten, vielleicht kann er Ihnen

Medikamente mit weniger starken Nebenwirkungen verordnen oder Therapien, die frei sind von Nebenwirkungen auf das sexuelle Verlangen.

13. Sind Sie älter als 65 Jahre?

Ja: Solange Sie nicht weit über 65 Jahre sind, dürfte Ihr Alter den Sexualtrieb nicht entscheidend beeinflussen. Hingegen können Zweifel, Ängste und auch das Fehlen richtiger Nährstoffe Ihre Leistungsfähigkeit und den Sexualtrieb herabsetzen. Siehe Seite 139 ff., „Sex im Alter".

14. Ist der Sexualtrieb Ihrer Partnerin stärker ausgeprägt als Ihr eigener?

Ja: Es ist völlig normal, daß zwei Partner einen unterschiedlich starken Sexualtrieb haben. Lesen Sie Seite 143, „Unterschiedlich starker Sexualtrieb".

15. Fällt es Ihnen schwer oder ist es Ihnen unmöglich, mit Ihrer Partnerin über Sex zu sprechen?

Ja: Lesen Sie Seite 135 ff., „Das sexuelle Gespräch".

16. Haben Sie Schwierigkeiten, den Orgasmus zu erreichen?

Ja: Lesen Sie Seite 33 f., „Streßtyptest", Seite 123 ff., „Ätherische Öle", Seite 108 ff., „Aphrodisiaka", Seite 80 ff,, „Pc-Muskeltraining" und Seite 92 ff., „Der Orgasmus".

17. Sind Sie schüchtern und unbeholfen?

Ja: Lesen Sie Seite 61 f., „Sexuelles Körperbewußtsein entwickeln".

18. Haben Sie Schmerzen beim Geschlechtsverkehr, z. B. ausgelöst durch die Ejakulation?

Ja: Wenn Sie auch beim Wasserlassen ein brennendes Gefühl haben, so kann es sich um eine Harnröhrenentzündung (Urethritis) handeln. Suchen Sie auf jeden Fall einen Arzt auf.

Wenn Sie den Verdacht haben, sich beim Geschlechtsverkehr mit einer sexuell übertragbaren Krankheit angesteckt zu haben, so scheuen Sie sich nicht, Ihren Arzt schnellstens aufzusuchen. Er hilft Ihnen mit der richtigen Therapie.

19. Ist Ihr Penis in letzter Zeit in erigiertem Zustand abgeknickt oder gekrümmt?

Ja: Wenden Sie sich an Ihren Arzt, der Ihnen sagen wird, ob diese Veränderung krankhaft ist.

20. Neigen Sie zu vorzeitiger Ejakulation?

Ja: Lesen Sie Seite 105 f., „Gemeinsame Lust, Verzögerung der Ejakulation", Seite 33 f., „Streßtyptest".

21. Stehen Sie privat oder beruflich ständig unter Streß?

Ja: Lesen Sie auf Seite 33 f., „Streßtyptest", sowie Seite 123 ff., „Ätherische Öle", und Seite 108 ff., „Aphrodisiaka".

22. Haben Sie Angst, während des Geschlechtsverkehrs die Kontrolle über sich selbst zu verlieren?

Ja: Wenn Sie immer Ihre Gefühle unter Kontrolle gehalten haben oder dies auch nur ständig versuchen, so können Sie nicht loslassen, geschehen lassen und richtig fühlen. Lesen Sie unter „Sexuelles Körperbewußtsein entwickeln", Seite 61 f., sowie unter „Ätherische Öle", Seite 123 ff. nach.

23. Denken Sie beim Liebesakt ausschließlich daran, wie Sie Ihre Partnerin befriedigen können?

Ja: Sie sollten Ihr Selbstwertgefühl steigern (siehe Seite 61 f., „Sexuelles Körperbewußtsein entwickeln"). Sex ist keine Pflicht, sondern vor allem Vergnügen, nämlich gegenseitiges Vergnügen. Vielleicht ist der Wunsch, anderen alles recht zu machen, bei Ihnen besonders stark ausgeprägt. Bejahen Sie Ihre Sexualität. Lesen Sie Seite 144 f., „Sex als Medizin".

24. Haben Sie gerade eine neue Partnerin?

Ja: Sex wird durch ständiges Üben immer besser. Je lockerer Sie mit Ihrer Partnerin üben und über Ihre sexuellen Gefühle reden können, um so schneller werden Sie lernen, Ihre gegenseitigen Bedürfnisse und Wünsche zu befriedigen. Sollten Sie dabei Probleme haben, lesen Sie Seite 135 ff., „Das sexuelle Gespräch".

25. Halten Sie sich selbst für unattraktiv?

Ja: Lesen Sie unter „Das bessere Erscheinungsbild", Seite 138 nach.

26. Haben Sie negative Vorstellungen bei dem Gedanken an Sex? Hat man Ihnen als Kind beigebracht, Sex wäre etwas Schmutziges, etwas Schlechtes, dessen man sich schämen muß? Sind Sie überzeugt, daß Sex etwas Unmoralisches ist?

Ja: Sie sollten einen guten Psychotherapeuten aufsuchen, eventuell einen, der auch mit der Biofeedbacktechnik arbeitet, damit Ihre Therapie schneller vorankommt. Sie sollten lernen, daß Sie wie jeder andere Mensch auch ein Recht auf sexuellen Genuß haben. Bedenken Sie, Sex ist das Natürlichste auf der Welt und auch das größte Wunder der Schöpfung, das Sie gesund hält. Ohne Sex gäbe es auch Sie nicht. Lesen Sie auch Seite 144 f., „Sex als Medizin".

Der sexuelle Akt

Das Sexualleben vieler Generationen wurde von der Meinung geprägt, es sei reine Männersache, den Koitus einzuleiten und auszuüben, während die Frau sich hingibt, ihn also „gewähren" läßt. Im Grunde gilt diese Einstellung heute noch. Der Mann hat bei diesem Konzept zwar den Vorteil, den sexuellen Akt seinen Bedürfnissen und Vorstellungen hinsichtlich Zeitpunkt, Dauer und Art anzupassen. Vielen Frauen aber bringt dies keine oder nur sehr wenig Befriedigung. Dann wiederum betrachtet sich der Mann als Versager, weil er sich für ihre Befriedigung allein verantwortlich fühlt.

Gleich vorweg: Im modernen Konzept der Sexualpraktiken ist jeder, egal ob Mann oder Frau, für seinen eigenen Orgasmus primär selbst verantwortlich. Jeder sollte Sex vor allem für sich machen und Probleme, die dabei entstehen, mit seinem Partner besprechen (siehe auch Seite 135 ff., „Das sexuelle Gespräch"). Mit anderen Worten, obwohl jeder aus inneren Bedürfnissen heraus mit Lust und Liebe dem anderen geben sollte, wozu er fähig ist, muß auch jeder selbst und mit dem Partner das tun, was der eigenen Befriedigung dient. Glaubt die Frau, sie müsse mit dem Sex zufrieden sein, den ihr der Partner „bietet", ohne selbst entscheiden zu dürfen, wann, wie und was sie gerne hätte, dann geht nicht nur sie leer aus, sondern es entfallen auch für den Mann wesentliche Stimulationen. Viele brauchen für ihr Wohlbefinden die ehrliche Aktivität auf beiden Seiten.

Für ein sich liebendes Paar ist es völlig ohne Belang – oder sollte es wenigstens sein –, wer den Anlaß gibt, wer was macht und welcher Methode man sich bedient. Ein solches Paar erlebt den Sexualakt als Ganzes, ohne darauf zu achten, was sich dabei im einzelnen abspielt, und ohne dabei zu überlegen, wer hier dominant sein, wer hier welche Rolle spielen muß. Es sollten beide Partner über Kenntnisse der Physiologie und der Psychologie des Geschlechtsverkehrs verfügen.

Hier soll nun dargelegt werden, wie der Organismus der Frau und des Mannes auf sexuelle Reize antwortet und welche Veränderungen er im Verlauf des Geschlechtsverkehrs durchlebt. Diese Kenntnisse der Physiologie des Geschlechtsverkehrs erleichtern die sexuelle Anpassung zweier Menschen. Das Wissen über die psychischen Abläufe hilft, vielen Mißverständnissen aus dem Weg zu gehen.

Da viele Menschen schon an der Unkenntnis der Sexualphysiologie scheitern, soll ihnen auf diesem Weg die Funktionsweise ihres Organismus (und des Organismus ihres Partners) erläutert werden. Modernste wissenschaftliche Erkenntnisse und Messungen der letzten Jahre machen dieses Kapitel sicher auch für solche Menschen interessant, die auf diesem Gebiet nicht ganz unbelesen sind.

Bei meiner Arbeit am Institut für angewandte Biokybernetik und Feedbackforschung komme ich immer wieder mit Menschen in Kontakt, die über Störungen ihrer Sexualfunktionen klagen, welche schon längere Zeit und in starkem Ausmaß auftreten. Diese sind dann nicht nur Anlaß für Minderwertigkeitskomplexe, Depressionen, nervöse Beschwerden, Versagensängste und andere oft massivere Schwankungen der Gesundheit und des Wohlbefindens allein. Sie können auch sehr oft die Partnerschaft oder Ehe gefährden. (Derzeit werden 34 Prozent aller Ehen in Österreich und Deutschland geschieden; in anderen Ländern steht es etwa gleich oder sogar noch schlechter.) Umfragen zeigen, daß Probleme im Sexualbereich vielen Ehescheidungen zugrunde liegen oder diese mit beeinflußt haben. Aus diesen Gründen muß man nach den Ursachen und nach Lösungswegen suchen.

Gesundheit ist, wie die allgemein anerkannte Definition der Weltgesundheitsorganisation (WHO) es so treffend ausdrückt, nicht nur das Fehlen einer Krankheit, sondern das völlige körperliche, geistige und soziale Wohlbefinden des einzelnen Menschen. Wie tief sexuelle Störungen in das Wohlbefinden und somit in das Leben eingreifen, zeigt sich schon dadurch, daß ein hoher Prozentsatz der europäischen und amerikanischen Bevölkerung davon betroffen ist. Erst durch die Berichte von Masters & Johnson über die Beobachtung der Masturbation und des Geschlechtsverkehrs gewannen die Sexualwissenschaftler Einblick und etwas Klarheit über die Vorgänge im menschlichen Körper während der sexuellen Erregung.

Die Phasen der sexuellen Reaktion

Zum besseren Verständnis unterteilten die beiden Wissenschaftler den sexuellen Reaktionszyklus in vier Phasen: *Erregung, Plateau, Orgasmus* und *Auflösung.* Während der *Erregungsphase* ist die erste physiologische Reaktion der Frau das Feuchtwerden der Vagina, die des Mannes die Erektion des Penis. Zur Befeuchtung und zur Erektion kommt es durch verstärkte Blutzufuhr, die wiederum die Verstopfung des umliegenden Gewebes bewirkt. Dies ist eine Reaktion des Vagus (beruhigendes Nervensystem, siehe Seite 33 f., „Streßtyptest“).

Während dieser Phase schwellen die Brustwarzen vieler Frauen und auch mancher Männer merklich an.
Der Beobachtung der ersten Phase der sexuellen Erregung kommt besondere Bedeutung zu. Sie läßt sich einerseits im Biofeedbacklabor relativ leicht, z. B. durch Darbietung erotischen Reizmaterials (einschlägige Magazine und Videos), auslösen und ist auch mit einfachen Methoden meßbar. Daneben ergibt sich eine Reaktion, die spezifisch genug ist, um im klinischen und sexualtherapeutischen Bereich, z. B. im Zusammenhang mit abweichendem sexuellen Verhalten oder bei sexuellen Ängsten und Dysfunktionen, Anwendung zu finden. Mittels Biofeedbacktechnik kann bei tiefsitzenden sexuellen Problemen eine schrittweise Gegenkonditionierung durchgeführt werden. Darüber hinaus kann auch ein Bewußtmachen der Probleme schnell und direkt erfolgen.
Die sexuelle Erregung ist von mehr oder minder starkem Blutdruck und Herzfrequenzanstieg begleitet. Der hautgalvanische Widerstand sinkt (die Haut wird feuchter). Die Gehirnaktivität zentriert sich verstärkt in der rechten Gehirnhälfte (zu sehen am Hirnfeld/Hirnpotential). Wie wir sehen konnten, ist bei den meisten Menschen die Beschleunigung der Herzfrequenz während der Erregungsphase nur gering, was wir als Folge der starken Beteiligung des Vagus (beruhigendes Nervensystem) werten müssen. Ebenso interessant ist die Messung der Körpermuskelspannung, vor allem der Muskelspannung der Stirn (Frontalismuskel). Dieser steht bei Angst unter hoher Spannung. Beim gesunden Menschen hingegen ist die Spannung während der Erregungsphase geringer als im Alltagsleben. Bei anhaltender Erregungsphase verschiebt sich die Aktivität weg vom Vagus. Diese Verlagerung der Dominanz hin zum Sympathikus kann man schon allein durch die Abnahme der Fingertemperatur erkennen.
Das zeigt uns schon, wie fein abgestimmt das Reaktionsmuster zwischen Vagus (beruhigendes Nervensystem) und Sympathikus (aktivierendes Nervensystem) sein muß. Ist die Person schon in der Anfangsphase übererregt (zu sehr sympathikoton), so kommt es zu keiner richtigen Durchblutung des Genitalbereiches. Das hat zur Folge, daß es beim Mann zu keiner oder nur zu einer mangelhaften Erektion kommt. Bei der Frau würde es zu einer ebenso schlechten Durchblutung des Genitalbereiches kommen, was in dieser Phase bedeuten würde, daß die Erreichung des Orgasmus unmöglich wäre. In dieser Phase muß also schon die richtige körperliche Einstellung bei Mann und Frau entstehen. Hier sind die meisten Probleme im sexuellen Bereich zu suchen.
Sollten Ihre Probleme auch in diesem Bereich zu finden sein, so lesen Sie Seite 29 ff., „Vagus und Sympathikus“, sowie Seite 139 f., „Pflanzliche Hormone“, Seite 123 ff., „Ätherische Öle“, und vor allem Seite 80 ff,, „Pc-Muskeltraining“.
Während der gesteigerten Erregungsphase – der sogenannten *Plateauphase* –

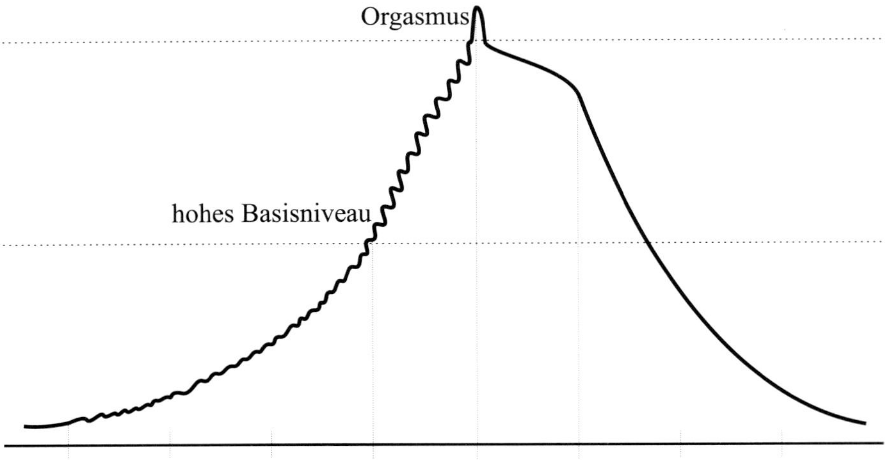

Wie die Frau auf Sex anspricht

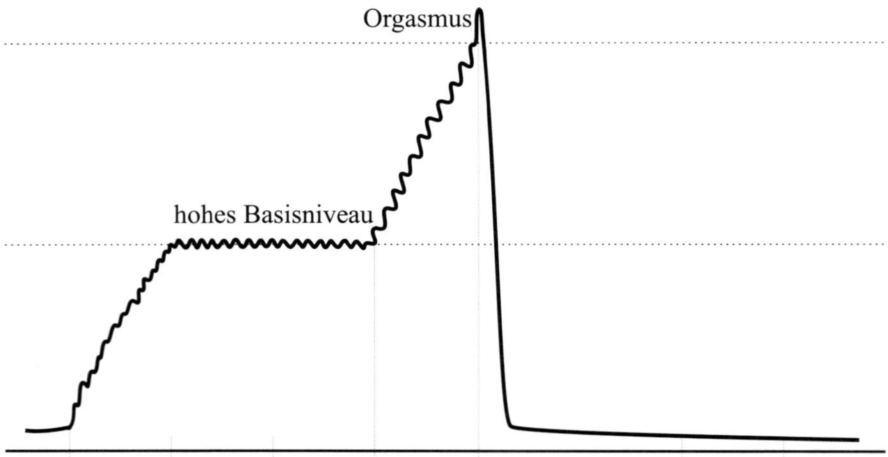

Wie der Mann auf Sex anspricht

schwillt das Gewebe des äußeren Drittels der Vagina weiter an. Der Durchmesser der Öffnung verringert sich, wodurch der Penis „festgehalten" wird. Bei Männern schwellen die Hoden an und werden zum Beckenboden hochgezogen. Die Klitoris stülpt sich ein, sie zieht sich vom Eingang der Vagina zurück und ist nicht mehr so leicht zu finden. Nun nimmt die Muskelspannung von Mann und Frau zu (meßbar mittels Elektromyogramm). Die Herzfrequenz steigt in dieser Phase bei Mann und Frau in einen Bereich von 100 bis 175 Schlägen pro Minute. Der Blutdruck beider steigert sich um 20 bis 80 mmHg systolisch und um 10 bis 40 mmHg diastolisch. Die Umschaltung in die rechte Hirnhälfte verstärkt sich weiter. In dieser Phase treten im allgemeinen die geringsten Probleme auf.

Während der *Orgasmusphase* kommt es bei den Frauen zu einer Reihe rhythmischer Kontraktionen der „orgastischen Plattform", im äußeren Drittel der Vagina, im umliegenden Gewebe und der sie umgebenden Muskulatur. Es handelt sich hierbei um Muskelkontraktionen, die zunächst im Abstand von etwa vier Fünfteln einer Sekunde auftreten.

Dann werden die Abstände größer, die Intensität der Kontraktionen nimmt ab (zu messen mittels Elektromyogramm und Vaginalelektrode). Gleichzeitig nimmt die Atemfrequenz auf bis zu 40 Atemzüge pro Minute zu (abhängig von der Intensität und Dauer der sexuellen Erregung, der körperlichen Haltung und dem Fitneßzustand des einzelnen). Die Herzfrequenz bewegt sich bei Mann und Frau in dieser Phase zwischen 110 und über 180 Schlägen pro Minute. Höhere Herzfrequenzen finden sich eher bei Frauen als bei Männern. Auch der Blutdruck steigt noch stärker an. Die Hirnmessungen zeigen sehr oft einen kurzzeitigen Zusammenbruch des Hirnfeldes, eine Verschiebung der Polung von Aktivierung auf Entspannung oder umgekehrt. Dadurch kommt es bei Mann und Frau während des Orgasmus zu einem teilweisen oder kompletten Verlust der Kontrolle und einem kurzzeitigen Aussetzen des Denkprozesses.

Objektiv betrachtet beginnt der Orgasmus mit dem ersten Muskelkrampf. Es kommt auch zu rhythmischen Kontraktionen des Uterus. Bei Männern erfolgt eine ähnliche Reaktion. Hinzu kommt noch ein komplexer Vorgang, der für gewöhnlich zur Ejakulation führt. Bei Frauen und Männern kommt es manchmal zu einer Rötung der Haut. Wie Sie schon ersehen können, ist es für die Erreichung der Orgasmusphase unumgänglich, daß sich im Körper starke Muskelkontraktionen ausbilden, die den Orgasmus einleiten und begleiten. Man kann sogar sagen, die Orgasmusfähigkeit ist zu einem großen Prozentsatz abhängig von der Aktivität der Körpermuskulatur, insbesondere vom sogenannten Beckenbodenmuskel. Der Muskeltonus des ganzen Körpers hat in vieler Hinsicht großen Einfluß auf das Sexualverhalten und die Sexualleistung. Menschen, die immer verspannt und verkrampft sind, werden in ihrer Empfindung

eingeengt und können ihren Gefühlen nur äußerst begrenzt Ausdruck verleihen. Aber auch Menschen, deren Muskeln erschlafft sind, sind – wenn auch auf andere Weise – in ihrer Orgasmusfähigkeit beeinträchtigt.
Die Bauch-, Hüft- und vor allem Beckenbodenmuskeln sowie die Oberschenkelmuskulatur sind für die sexuelle Erlebnisfähigkeit besonders wichtig. Der Orgasmus ist eine Aktivität des sympathischen Nervensystems (Kontraktionen der Muskeln usw.). Stark vagotonische (also vom Parasympathikus beherrschte) Personen haben daher sehr oft das Problem, daß sie sehr schwer zum Orgasmus kommen. Es dauert bei ihnen wesentlich länger als bei Personen, die eher sympathikoton sind.
Der starke Vagus dämpft längere Zeit die Reaktionen des Sympathikus. Hier hilft nun oft kurz vor dem Eintreten des Orgasmus (Plateauphase) ein verstärkter Reiz, z. B. das Anspannen der Oberschenkelmuskulatur, eventuell auch das kurzzeitige Anhalten der Atemtätigkeit (siehe auch Seite 80 ff., „Pc-Muskeltraining", Seite 92 ff., „Der Orgasmus"; vor allem aber sollten Sie den „Streßtyptest" auf Seite 33 f. durchführen, denn nur so können Sie die Ratschläge auf sich direkt beziehen).
Im letzten Stadium – der *Auflösungsphase* – erreichen die Organfunktionen langsam wieder das ursprüngliche Ausmaß. Diese Phase ist nach einem Orgasmus am kürzesten, nach mehreren Orgasmen dauert sie etwas länger. Am längsten dauert sie aber, wenn es im Anschluß an die Erregungs- und Plateauphase *nicht* zum Orgasmus gekommen ist. Dieser Zustand wird dann zumeist noch von einem verschlechterten psychischen Zustand begleitet. Oft herrscht gereizte Stimmung, Spannungen sind nur schwer abzubauen.
Bei der normalen Rückbildungsphase besteht die erhöhte (meßbare) Muskelspannung selten länger als fünf Minuten.
Die Atemfrequenz vermindert sich, auch die Herzfrequenz kehrt wieder zu ihrem normalen Rhythmus zurück. Die ringförmige Schwellung in der Wand der Vagina bildet sich in den nächsten 10 bis 15 Minuten zurück. Beim Mann verschwindet die Erektion weitaus schneller. Bei beiden Partnern sollte nun ein Gefühl der tiefen Zufriedenheit entstanden sein. Die Entspannungswerte sollten nach der Auflösungsphase noch längere Zeit besser sein als vor dem Geschlechtsverkehr (meßbar durch Biofeedbackgeräte). Auch das Streßreaktionsmuster sollte bessere Werte aufweisen (Streßtyptest).
Durch tragbare Meßgeräte kann während des Geschlechtsakts die Hirnfeldmessung in privater Umgebung – ungestört – durchgeführt und anschließend im Labor ausgewertet werden.
Wie aus den Grafiken ersichtlich, unterscheiden sich Männer und Frauen darin, wie lange es dauert, bis sie erregt sind. Das geht beim Mann schneller als bei der Frau (siehe Grafiken, Seite 54). Beide erreichen dann das notwendige Ba-

sisniveau, aber auch hier gibt es signifikante Unterschiede. Die Frau braucht ab dem Erreichen des Basisniveaus ständig gleichbleibende bis gesteigerte Reizung, um zum Orgasmus zu kommen.
Der Mann kann längere Zeit auf einem hohen Basisniveau der sexuellen Erregung verbleiben. Beide, Mann wie Frau, brauchen einen letzten verstärkten Reiz körperlicher oder geistiger Natur, um letztendlich den Höhepunkt zu erreichen. Auch in der Rückbildungs- und Abklingphase unterscheiden sich beide Geschlechter. Die Frau klingt langsamer ab (das erklärt auch, warum sie durch gezielte Stimulierung wieder zu einem Höhepunkt kommen kann). Der Mann klingt schneller ab und ist dann zumeist müder als die Frau. Er entspannt seine Muskeln, und das Blut verteilt sich schnell wieder gleichmäßig im Körper. Serotonin wird in seinem Gehirn wieder vermehrt ausgeschüttet und wirkt so wie eine „Schlaftablette".

Die Phasen der sexuellen Reaktion

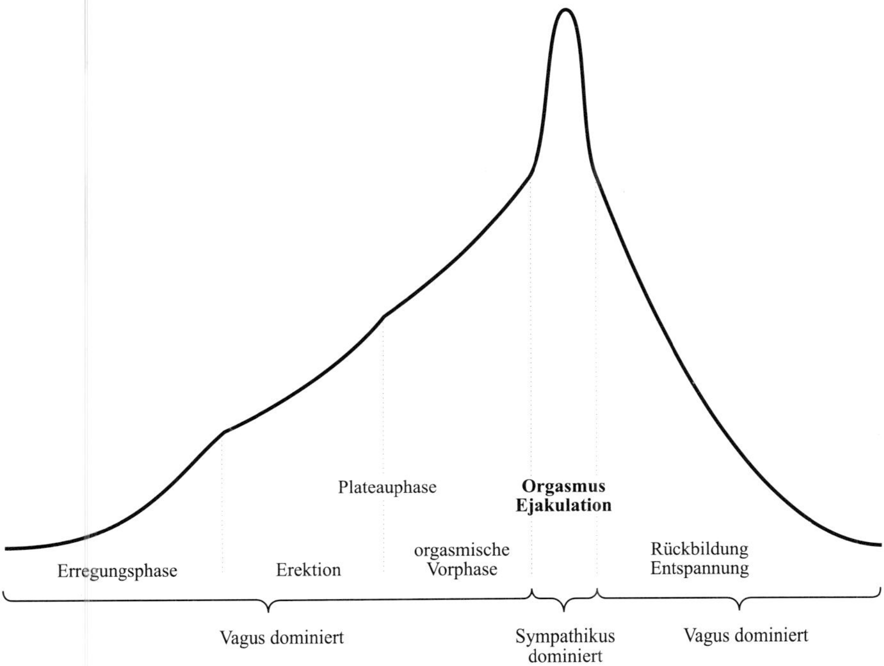

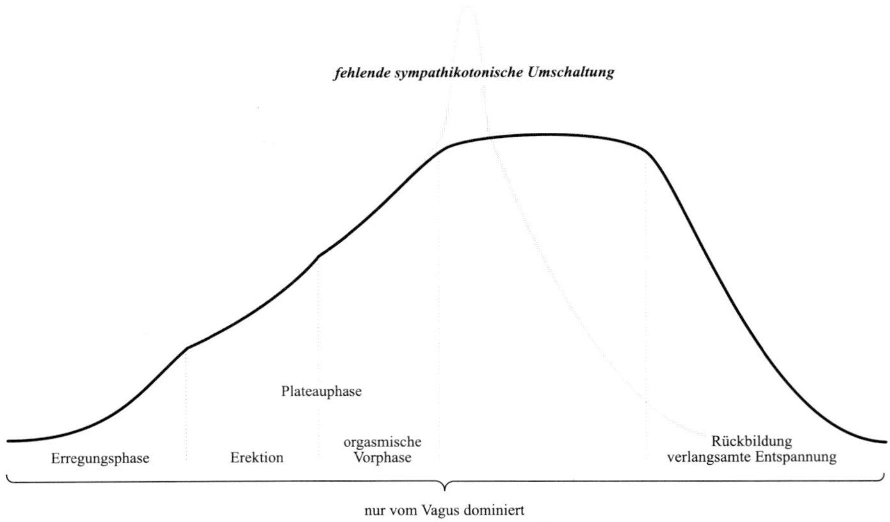
fehlende sympathikotonische Umschaltung
Plateauphase
Erregungsphase
Erektion
orgasmische Vorphase
Rückbildung verlangsamte Entspannung
nur vom Vagus dominiert

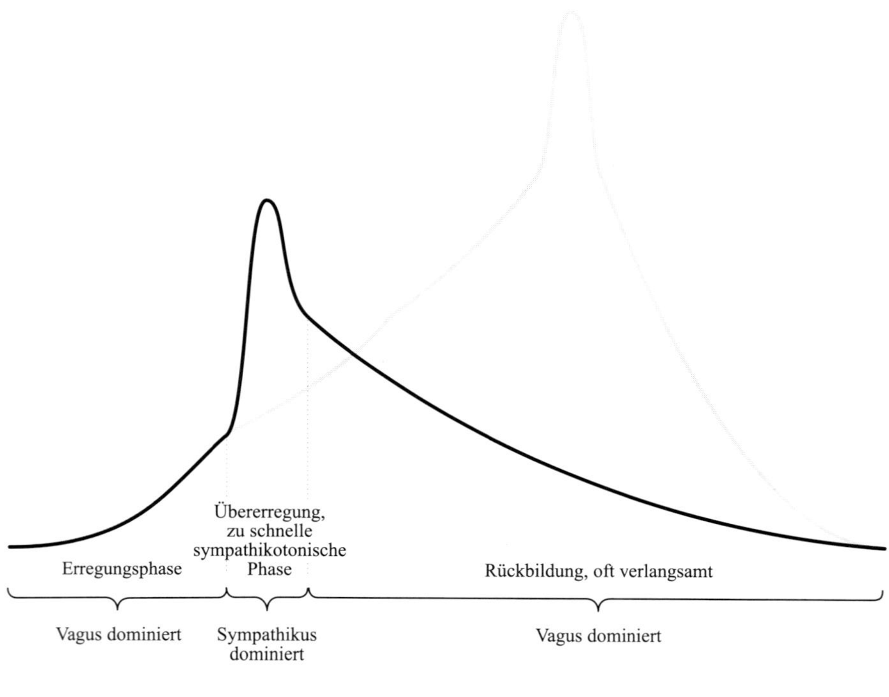
Übererregung, zu schnelle sympathikotonische Phase
Erregungsphase
Rückbildung, oft verlangsamt
Vagus dominiert
Sympathikus dominiert
Vagus dominiert

Die sexuellen Reaktionen bei der Frau

Erregungsphase

1. Rötung der Haut („Sexualröte“)
2. Herzfrequenz nimmt zu
3. Blutdruck steigt an
4. Vaginale Durchfeuchtung innerhalb von 10 bis 30 Sekunden
5. Erweiterung und Verlängerung der Vagina
6. Farbänderung der Vaginalwände
7. Signifikante Veränderung des hautgalvanischen Widerstands
8. Verschiebung der Hirnaktivität nach rechts

Plateauphase

1. Verstärkte Rötung der Haut (über den ganzen Körper)
2. Steigerung der Muskelspannung
3. Oft leichte Kontraktionen der Bauchmuskulatur und der Muskulatur im Zwischenrippenbereich
4. Atemfrequenz nimmt zu
5. Herzfrequenz nimmt zu
6. Blutdruck steigt
7. Ausbildung einer ringförmigen Anschwellung in der Wand der Vagina
8. EEG zeigt sogenannte „Freuderhythmen“ – Alphawellen – an
9. Das Gleichspannungspotential erreicht sein Plateau (höchste Spannung)

Orgasmusphase

1. Kontraktion und Spasmen von Muskelgruppen
2. Atemfrequenz steigt auf bis zu 40 Atemzüge/Minute an
3. Herzfrequenz liegt zwischen 110 und 180 Schlägen/Minute und darüber
4. Blutdruck steigt
5. Kontraktion der Vagina-Innenwand (ringförmige Schwellung in der Vagina) mit einem Intervall von 0,8 Sekunden zu Beginn
6. Das EEG zeigt langsame und große Wellen und ist in der rechten Gehirnhälfte verstärkt
7. Das Gleichspannungspotential „kippt“ mit gleichzeitiger Änderung des EEG

Rückbildungsphase

1. Langsame Rückbildung aller überaktiven Parameter nach dem Orgasmus
2. Erhöhte Transpiration
3. Das hirnelektrische Potential erreicht wieder Normalwerte

Die sexuellen Reaktionen beim Mann

Erregungsphase
1. Herzfrequenz nimmt parallel zur Erregung zu
2. Blutdruck steigt an
3. Schnelles Erreichen der Erektion, Vagusreaktion
4. Verschiebung der Hirnaktivität nach rechts

Plateauphase
1. Rötungen der Haut möglich, zunächst über dem Oberbauch; dann Brust, Hals und Gesicht
2. Zunahme der Muskelspannung (EMG)
3. Verstärkte Atemtätigkeit
4. Herzfrequenz nimmt zu
5. Blutdruck steigt an
6. Weiteres Anschwellen des Penis
7. EEG zeigt sogenannte „Freuderhythmen" – Alphawellen – an
8. Das Gleichspannungspotential erreicht sein Plateau (höchste Spannung)

Orgasmusphase
1. Ausbreitung der Hautrötung
2. Kontraktion und Spasmen von Muskelgruppen
3. Atemfrequenz steigt, wie auch bei der Frau, auf bis zu 40 Atemzüge/Minute
4. Herzfrequenz liegt zwischen 110 und 180 Schlägen/Minute
5. Blutdruck steigt weiter an
6. Kontraktionen im Bereich des Penis, ebenso wie bei der Frau in einem anfänglichen Intervall von 0,8 Sekunden
7. Ejakulation und anschließende Verlangsamung der Muskelkontraktionen
8. Das EEG zeigt langsame und große Wellen und ist in der rechten Gehirnhälfte verstärkt
9. Das Gleichspannungspotential „kippt" mit gleichzeitiger Änderung des EEG

Rückbildungsphase
1. Schnelle Rückbildung aller überaktivierten Parameter nach dem Orgasmus
2. Erhöhte Temperatur
3. Das hirnelektrische Potential erreicht wieder Normalwerte

Sexuelles Körperbewußtsein entwickeln

Für diese Übungen sollten Sie Ruhe haben und sich unbeobachtet und sicher fühlen. Am besten beginnen Sie damit nach einem entspannenden Bad.
Ziehen Sie sich vor einem großen Spiegel aus, und betrachten Sie in Ruhe Ihren ganzen Körper. Stellen Sie sich dabei vor, Sie sähen sich zum ersten Mal. Bewegen Sie sich langsam, und beobachten Sie alles: Ihren Rücken, Ihr Gesäß, Ihre Genitalien, Ihre Füße, Ihr Gesicht, einfach alles! Stellen Sie dabei fest, was es an Ihnen Besonderes gibt – nicht Vollkommenes – sondern Besonderes. (So ganz nebenbei: Bei Tests, bei denen Bilder von Durchschnittspersonen Bildern von idealisiert dargestellten Personen gegenübergestellt wurden, haben immer die Durchschnittspersonen besser abgeschnitten. Unser Unterbewußtsein lehnt alles wirklich Vollkommene ab.)
Suchen Sie nach Eigenschaften, die Ihren Körper reizvoll machen. Jeder Mensch hat seine schönen Seiten. Wie wir alle werden auch Sie Plus- und Minuspunkte an sich feststellen können. Doch bedenken Sie, alles ist ein Teil vom Ganzen, das Schöne und das weniger Schöne. Sie wirken immer als Gesamtheit, Ihr Aussehen, Ihre Art, sich zu geben, zu scherzen, Ihre Gestik, Ihre Art zu lachen, zu lieben – all das ist eine Einheit, die immer eine bestimmte Wirkung auf andere ausübt.
Jetzt wenden Sie Ihre Aufmerksamkeit den körperlichen Besonderheiten zu, die Ihnen am meisten mißfallen. Vielleicht fühlen Sie sich an manchen Stellen zu dick, Ihr Busen ist Ihnen zu klein – oder zu groß. Als Mann denken Sie vielleicht, Sie wären zu dünn oder haben zu schütteres Haar? Ihr Partner denkt zumeist anders darüber. Er sieht das alles als einen Teil von Ihnen.
Jetzt überlegen Sie, was Sie ändern könnten: in ein Fitneßstudio gehen, sich besser schminken, einen anderen Haarschnitt wählen etc. Sehen Sie hierzu auch Seite 138, „Das bessere Erscheinungsbild“.
Der nächste und wichtigste Schritt besteht darin, Ihren Körper zu berühren! Langsam, behutsam streichen Sie über Ihren Bauch, Ihre Arme, über Ihr Gesäß. Fühlen Sie sich dabei ganz in Ihre Hände ein. Versuchen Sie, Ihre Haut, die feinen Haare Ihrer Haut mit den Fingerspitzen zu fühlen. Unsere Untersuchungen zeigten, daß bei feinen Berührungen unser Tastsystem aktiver und empfindlicher wird.

Die Fingerspitzen werden dann besser durchblutet. Es entsteht ein starkes energetisches Potential (gemessen als Gleichspannungspotential) an den Fingerspitzen und an der Haut. Die so sensibilisierten Tastnerven senden dann verstärkte Signale zu Ihrem Gehirn – so entsteht mehr Gefühl in Ihren Händen, was sich beim Streicheln Ihres Partners positiv auswirken wird. Richtig ist die Sensibilisierung dann, wenn die Finger wirklich warm sind; das zeigt, daß sie gut durchblutet und die Tastnerven sensibilisiert sind. Kalte Hände zeigen in den meisten Fällen starke Ablehnung an. Üben Sie bei Bedarf mehrere Tage lang immer wieder, Ihren Körper sanft zu berühren (wie oben beschrieben). Sensibilisieren Sie dabei Ihre Hände und Ihr Körperbewußtsein. So öffnen Sie sich auch für Gefühle und Eindrücke, die Sie bisher noch nicht gekannt haben.
Wenn Sie diese Technik gut beherrschen, streicheln Sie Ihren Partner auf die gleiche Art und Weise. Sie werden sehen, daß Sie völlig neue Eindrücke und Reize dabei empfinden werden. Sind Sie soweit, können Sie beginnen, Ihren ganzen Körper mit duftenden Ölen einzureiben. Siehe Seite 123 ff., „Sinnliche natürliche Düfte“.
Bleiben Sie auch dabei zuerst sanft, sammeln Sie Ihre Gefühle in den Fingerspitzen. Wenn Sie dann einige Zeit sanft das Öl verteilt haben, sollten Sie beginnen, das Öl einzumassieren (bleiben Sie mit Ihrer Konzentration, mit Ihren Gefühlen in den Fingerspitzen). Sie werden wieder andere Reize wahrnehmen. Nun können Sie auch bei Gelegenheit einmal Ihrem Partner vorschlagen, ihn mit einem für ihn passenden Öl zu massieren.
Der nächste Schritt besteht nun darin, daß Sie Ihre Genitalien berühren und ansehen. Sensibilisieren Sie wieder vorher Ihre Fingerspitzen. Nehmen Sie auch die Form Ihrer Genitalien wahr. Spüren Sie, wie sich alles anfühlt. Warm, weich. Fühlen Sie auch die Schamhaare, nehmen Sie alles wahr.

Masturbation

Bevor viele Frauen ihre sexuellen Bedürfnisse Ihrem Partner mitteilen können, müssen sie erst einmal selbst in Erfahrung bringen, wie ihr Körper reagiert. Sollten Sie dies beim Geschlechtsverkehr nicht erkennen, ist die Masturbation der beste Weg zur sexuellen Selbsterkenntnis und gesteigerten Lust für beide Partner. Durch die Masturbation kann ein Mann viel über seine Sexualität erfahren. Bei vielen sexuellen Problemen wie Erektionsschwäche oder zu schnellem Orgasmus kann die Masturbation eine gute Möglichkeit sein, verschiedene Techniken zu erlernen, die dann in der Partnerbeziehung angewendet werden können.

Power für Paare

Seit Jahrtausenden berichten Weise und Meditationslehrer, Yogis und Akupunkteure über die Kundalini- oder Ch'i-Energie. Sie auszuschöpfen bedeutet, so heißt es in vielen Kulturen, eine Bewußtseinserweiterung einzuleiten. Vitalität, Gesundheit, ein erfülltes Leben, aber auch sexuelle Ekstase versprechen die Lehrer ihren Schülern, wenn es ihnen erst einmal gelungen ist, die im Beckenbereich schlummernde Kraft zu wecken. Westliche Wissenschaftler standen dieser Vorstellung schon immer skeptisch gegenüber, denn was man nicht messen kann, wird von der Wissenschaft nicht als objektive Realität anerkannt.
1995 ist es an unserem Institut erstmals gelungen, die Sexualenergie, die eine enorme Lebensenergie darstellt, zu messen und somit wissenschaftlich nachzuweisen. Die Erkenntnis, daß diese Energie von der Aktivität eines einzigen Muskels in unserem Körper ausgeht, versetzte uns in die Lage, ein einfaches Trainingssystem zur Nutzbarmachung dieser Energie zu entwickeln.

Die gemessene Sexualenergie

Auf die Spur der Sexualenergie stießen wir zuerst bei Menschen, die bei uns ein Konzentrationstraining absolvierten und dabei von einer Intensivierung ihres sexuellen Empfindens berichteten. Dafür suchten wir Erklärungen, die unserer Meinung nach vor allem im Gehirn zu finden sein mußten, und zwar in hirnelektrischen Abläufen vor und während des Orgasmus. Versuchspersonen wurde ein tragbares Hirnfeldmeßgerät mit Aufzeichnungsvorrichtungen mit nach Hause gegeben. Es zeigte sich tatsächlich, daß sich während des Geschlechtsverkehrs die rechte Gehirnhälfte mit mehr Energie auflädt als die linke und diese Energie gleichsam speichert. Überdies konnten wir messen, daß der Mensch, dessen rechte Gehirnhälfte vermehrt mit Energie versorgt wird, immer erregter und aktiver wird.
In den folgenden Untersuchungen bestätigten sich vorangegangene Erkenntnisse: Der Orgasmus, dieser kurze Augenblick der Explosion der Gefühle, der so einzigartig ist, daß er nur schwer in Worte gefaßt werden kann, ist nur möglich, wenn das Gehirn ausreichend mit Energie aufgeladen ist. Und: Maßgeblich

beteiligt an der Orgasmusfähigkeit ist der Muskel des Beckenbodens (Pubococcygeus, kurz Pc-Muskel).

Ein Test

Um sicherzugehen, daß es sich bei unseren Ergebnissen nicht um Zufallsbeobachtungen handelte, wollte ich die Möglichkeit einer willentlichen Energieaufladung an mir selbst ausprobieren. Meine Überlegung war, daß durch das Zusammenziehen des Pc-Muskels frei werdende Energie über das Rückenmark ins Gehirn weitergeleitet wird und daß sich dieser Prozeß durch eine feine Hirnfeldveränderung zeigen müßte. Dazu war eine spezielle Gerätekonfiguration nötig. Beim ersten Versuch erwartete ich ein kleines Signal, sobald ich den Pc-Muskel anspannte. Das Ergebnis war verblüffend: Auf dem Bildschirm zeigte sich eine enorme Veränderung des Energieausmaßes in meinem Gehirn! Doch dann geschah etwas Seltsames. Als ich den Versuch wiederholen wollte, blieb jedes Resultat aus. Also doch ein Zufall, ein Meßfehler? Ich probierte es noch einmal – nichts. Ich setzte mich anders auf den Stuhl, und da war sie wieder, diese unglaubliche Aufladung! Mit jeder Anspannung des Pc-Muskels wuchs die Energie in meinem Kopf an. Was war anders? Ich nahm auf dem Stuhl wieder dieselbe Position ein wie bei dem Fehlversuch, und es kam neuerlich trotz aller Anspannung zu keiner weiteren Aufladung in meinem Gehirn. Auch wenn ich andere Muskeln meines Körpers anspannte, änderte sich nichts an der Energie in meinem Gehirn. Nur der Pc-Muskel, angespannt in einer bestimmten Körperhaltung, brachte das gewünschte Resultat.
Doch wie konnten wir sicher sein, daß es sich bei der gemessenen Energie tatsächlich um die Lebens- und Sexualenergie Kundalini oder Ch'i handelte? Um diese Frage zu klären, wollten wir Menschen untersuchen, die von sich behaupten, diese geheimnisvolle Energie aktivieren und lenken zu können. Dazu luden wir Yogis und Tao-Meister zu uns ins Labor ein. Eine besonders interessante Untersuchungsreihe konnten wir mit dem international bekannten Tao-Meister Mantak Chia und einigen seiner Schüler durchführen. Wir konnten unsere Meßergebnisse und die Schlüsse, die wir daraus gezogen hatten, dadurch nicht nur bestätigen; die außergewöhnliche Fähigkeit, mit der Ch'i-Energie umzugehen, und die konstruktiven Gespräche mit Mantak Chia haben uns sehr geholfen, unsere Arbeit und unsere Meßprogramme zu verbessern.*

---

* Leser, die diese Untersuchungen mit Mantak Chia interessieren, können die Ergebnisse kostenlos von unseren www-Seiten herunterladen: http://www.biofeedb.ac.at/

Damit war auch klar, daß es sich beim Orgasmus um die gleiche Energieaufladung des Gehirns handelt, die bei der Meditation ekstatische Zustände auslöst. Unterschiede bestehen im Grunde nur im körperlichen Bereich: Der Orgasmus ist ein Zustand höchster energetischer Hirnaufladung mit gleichzeitiger starker Muskelspannung und Hormonaktivität. Man könnte diesen Zustand als eine positive Streßreaktion bezeichnen. Das Gehirn erzeugt schnelle Hirnwellen. Bei der ekstatischen Meditation (durch die Kundalini oder Ch'i erweckt wird) handelt es sich ebenfalls um einen Zustand höchster energetischer Hirnaufladung. Der Unterschied besteht darin, daß im Gegensatz zum Sexualakt die Muskelspannung willentlich herabgesetzt und die Hormonaktivität harmonisiert wird. Das Gehirn erzeugt langsame Hirnwellen.

Sexualenergie, mehr als die Ekstase beim Orgasmus

Durch die Messungen der Lebensenergie und die Beobachtung des Effektes, den sie auslöst, eröffnete sich uns eine neue Welt. Es zeigten sich mit einem Mal Möglichkeiten, die weit über den sexualtherapeutischen Effekt hinausgehen. Wir erkannten, daß eine längerfristige Steigerung der Energie ungenutzte Bereiche unseres Gehirns aktiviert.
Noch mehr erstaunte uns, daß die Energie willentlich in jeden Bereich des Körpers geleitet werden kann. Das heißt, worauf wir unsere Aufmerksamkeit auch richten – dorthin fließt unsere Energie. Das ist ein Phänomen, das bisher noch nie zuvor gemessen werden konnte und das sicher die Zukunft der Behandlungstechniken sowohl für körperliche als auch für psychische Beschwerden beeinflussen wird. Diese Entdeckungen machen deutlich, daß eine Korrektur unserer Vorstellung vom menschlichen Organismus und seinen Funktionen unumgänglich geworden ist.

Ein Energiefluß entsteht

Unsere Messungen haben überdies gezeigt, daß es sogar möglich ist, einen regelrechten Energieaustausch zwischen zwei Menschen herbeizuführen. Es ist das, was zwei Menschen während der körperlichen Vereinigung verspüren, das, was man Liebe nennt. Auch hier wirken geistige Kräfte, Gefühle und Energien, die auf den anderen ausgerichtet sind. Ist dieses Gefühl einseitig, so fließt die Energie auch nur nach einer Seite. Beruht das Gefühl auf Gegenseitigkeit, so tritt ein ausgleichender Energiefluß ein, man könnte fast sagen, ein „Verschmelzen“ der Energien. Mir ist klar, daß diese neue Sicht der Dinge für manche Leser unglaublich erscheinen wird. Doch es handelt sich hier nicht um Vermutungen oder esoterische Interpretationen. Mit Hilfe unserer Meßgeräte können wir eindeutig nachweisen,

- daß Liebe und Sex nicht nur ein Zusammenspiel von körperlichen Vorgängen sind, sondern vielmehr ein energetischer Prozeß, der über die Grenzen unseres eigenen Körpers hinaus auch den Körper des anderen erreicht;
- daß es die Sexualenergie gibt und daß diese Energie auch unsere Lebensenergie ist;
- daß diese Energie ständig durch unsere Körper fließt und uns am Leben erhält;
- daß die Orgasmusfähigkeit und darüber hinaus das Erlebensspektrum bei der Meditation steigt, wenn der Energiefluß willentlich beeinflußt wird;
- daß jeder Mensch in der Lage ist, diese innere Energie in jeden gewünschten Bereich seines Körpers zu lenken.

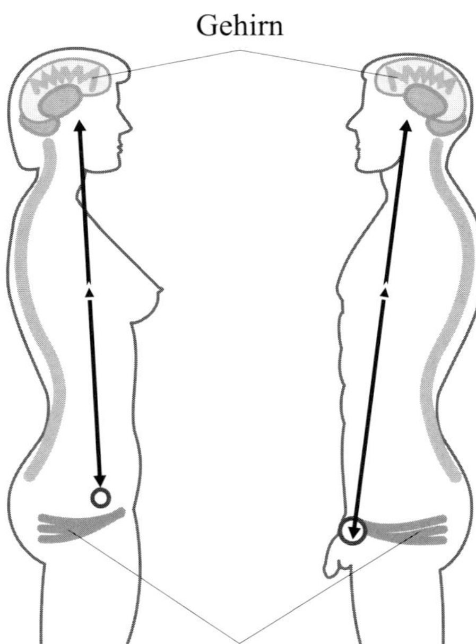

Die aufsteigende Energie

Das PcE-Training

Alle diese Erkenntnisse legten die Entwicklung eines Trainingsprogramms nahe, das jedermann in die Lage versetzt, seine körpereigene Energie zu aktivieren, und das keiner besonderen Geschicklichkeit oder Fitneß bedarf.
Grundvoraussetzung dafür ist, den Körper so geschmeidig zu machen, daß die Energie frei fließen kann, und den Pc-Muskel zu stärken. So bauen die ersten sechs Übungen, die den Runenexerzitien der alten Germanen nachempfunden sind, muskuläre Spannugen ab, kurbeln die Funktion der Drüsen an und verhelfen zu Harmonie und Gleichgewicht. Die siebente Übung, die Power-Übung, aktiviert das innere Kraftwerk, den Lebensenergiegenerator: den Pc-Muskel. Die ungeheure Kraft, die von diesem Muskel ausgeht, bringt Energie für das Gehirn und bindet auch die Hirnanhangsdrüse (Hypophyse) und die Zirbeldrüse (Epiphyse) in diese neue Aktivität ein, wodurch die Produktion verschiedener Hormone angeregt wird.
Durch die regelmäßige Anwendung der Übungen wird ein (langsamer) Prozeß der Veränderung des Nervensystems und des Gehirns in Gang gesetzt. Das Nervensystem, aber vor allem das Gehirn müssen nämlich zuerst lernen, mit dem größeren Angebot an Energie umzugehen. Diese zusätzliche Energie wiederum aktiviert Hirnzellen und Hirnbereiche, die ohne die vermehrte Energiezufuhr schlummern.
Das Training zielt also nicht nur auf verstärktes sexuelles Empfinden ab, sondern auch auf die Verbesserung Ihres Denk- und Erinnerungsvermögens, und es entstehen positive Auswirkungen auf Ihre Kommunikationsfähigkeit. Nicht zuletzt erhöhen die Übungen Ihre Regenerationsfähigkeit und stärken die Selbstheilungskräfte. Ein verjüngender Effekt ergibt sich zwangsläufig bei regelmäßiger Ausführung.

Bei diesen Problemen hilft das PcE-Training

Frauen

- Orgasmusschwäche
- fehlende vaginale Empfindungen
- Frigidität
- Gefühlsschwäche
- allgemeine Lustlosigkeit
- Harninkontinenz
- Gebärmuttersenkung
- Rückenschmerzen im Lendenwirbelbereich
- Probleme durch Überdehnung der Bänder und Muskeln nach Geburten
- manche Arten von sexuellen Ängsten
- Energielosigkeit
- Depressionen

Männer

- Orgasmusschwäche
- Impotenz
- Gefühlsschwäche
- allgemeine Lustlosigkeit
- vorzeitiger Samenerguß
- Erektionsschwäche
- manche Arten von sexuellen Ängsten
- Energielosigkeit
- Depressionen

Der erste Teil des PcE-Trainings

Bevor Sie mit den Übungen beginnen, suchen Sie mit einem Kompaß die Himmelsrichtung Westen. Markieren Sie sich diesen Stand, denn Sie sollten alle Übungen so durchführen, daß Sie Richtung Westen sehen.
Mittels bioelektrischer Messungen und Potentialmessungen an den Akupunkturpunkten haben wir festgestellt, daß mit Blick gegen Westen die energetisch beste Position zur Absolvierung von Energieübungen gegeben ist. Die gemessenen Körperwerte zeigten, daß eine deutliche (30prozentige) Steigerung der inneren Aktivität gegenüber allen anderen Positionen stattfand.
Die Runenübungen (die ersten sechs Übungen des Trainings) habe ich anfangs unterschätzt, es hat sich bei weiterführenden Untersuchungen gezeigt, daß allein durch die Runenübungen die Sexualenergie freier und verstärkt fließt und eine ausgleichende Wirkung auf das gesamte Drüsensystem (den Hormonhaushalt) entsteht.

Übung 1:
U-Position

Ausgangshaltung
Stellen Sie sich so hin, daß die Füße parallel zueinander (etwa 30 bis 45 cm Abstand) stehen. Die Knie sollten bei dieser Übung im Stehen leicht gebeugt sein, denn Beugeübungen mit durchgestreckten Knien können zu Verletzungen führen. Heben Sie nun die Arme langsam über den Kopf.

Ausführung
Atmen Sie jetzt so tief wie möglich ein und langsam wieder aus. Beugen Sie gleichzeitig während des Ausatmens Kopf und Oberkörper so weit nach vorne und nach unten, bis sich der Oberkörper in waagrechter Position befindet (Rumpfbeuge). Arme und Fingerspitzen sollen zur Erde weisen (siehe Bild). Verlagern Sie langsam Ihr Gewicht immer mehr in Richtung Ihrer Hände. Bleiben Sie in dieser Position 10 langsame Atemzüge lang, und steigern Sie dies um täglich 1 Atemzug, bis Sie die ideale Übungsdauer von 30 Atemzügen erreicht haben.

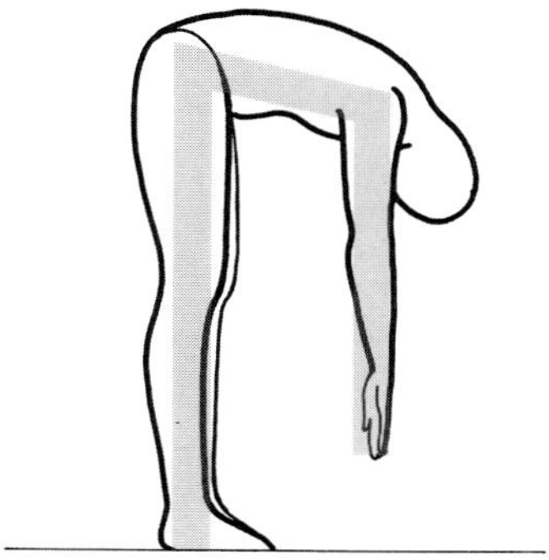

Wenn Sie aus gesundheitlichen Gründen nicht in der Lage sind, die U-Übung im Stehen durchzuführen, sollten Sie die Übung wie folgt im Sitzen ausführen.

In diesem Falle setzen Sie sich mit gerader Wirbelsäule in den Sessel, heben Sie die Arme über den Kopf, atmen Sie ruhig und so tief wie möglich ein, und beugen Sie während des Ausatmens den Oberkörper so weit wie möglich nach vorne. Lassen Sie die Arme links und rechts der Beine zum Boden hängen. Atmen und steigern Sie die Übung wie oben beschrieben.

Übung 2:
I-Position

Ausgangshaltung
Stellen oder setzen Sie sich mit Blickrichtung Westen.

Ausführung
Heben Sie langsam die Arme über den Kopf. Ihre Handflächen schauen parallel zueinander, in einem Abstand von ca. 20 cm (siehe Bild). Atmen Sie tief, ruhig und gleichmäßig ein und aus. Bleiben Sie in dieser Position am Anfang 10 langsame Atemzüge lang, und steigern Sie dies um täglich 1 Atemzug, bis Sie die ideale Übungsdauer von 30 Atemzügen erreicht haben.

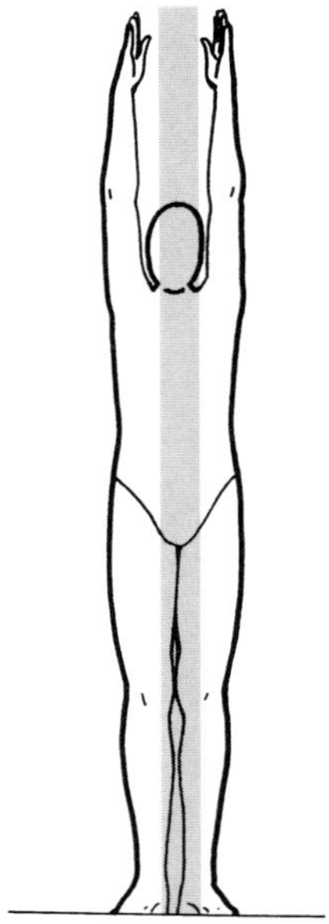

Übung 3:
Y-Position

Ausgangshaltung
Aus der Haltung von Übung 2 gehen Sie ohne Absetzen zu Übung 3 über.

Ausführung

Lassen Sie nun beide Arme langsam links und rechts so weit absinken, daß Ihre Körperhaltung wie ein Y aussieht. Ihre Handteller sind flach und weisen nach oben (siehe Bild). Auch bei dieser Übung achten Sie besonders auf einen entspannten, ruhigen Atem. Bleiben Sie in dieser Position am Anfang 10 langsame Atemzüge lang, und steigern Sie dies um täglich 1 Atemzug, bis Sie die ideale Übungsdauer von 30 Atemzügen erreicht haben.

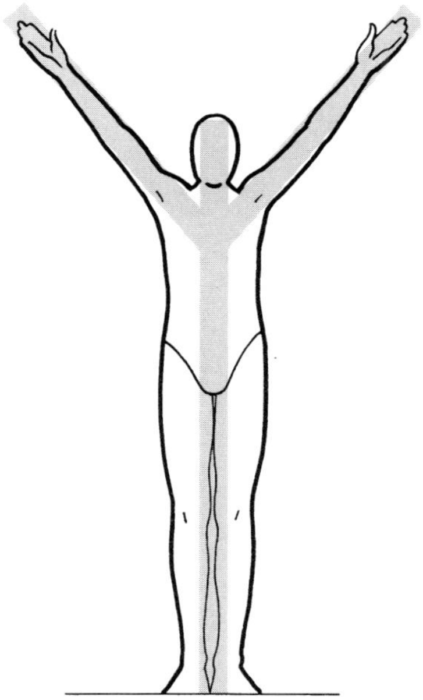

Übung 4:
F-Position

Ausgangshaltung

Aus der Haltung der Übung 3 (Y-Position) gehen Sie ohne Absetzen in die Übung 4 über.

Ausführung

Senken Sie nun gleichzeitig beide Arme gestreckt nach vorne. Die linke Hand soll dabei ca. 10 cm höher sein als die rechte. Mit den Fingern formen Sie eine Figur, die wie folgt entsteht: Legen Sie Daumen und Mittelfinger (nicht Zeigefinger) mit den Fingerkuppen leicht aneinander, gerade so weit, daß sie sich berühren. Die übrigen Finger zeigen ausgestreckt nach vorne, von Ihrem Körper weg in Richtung Westen (siehe Bild).

Nun halten Sie beide Arme und auch die Finger in der angegebenen Position wieder 10 Atemzüge lang, später steigern Sie auf 30 Atemzüge.
Danach lassen Sie beide Hände absinken, entspannen Ihre Schultern bewußt (eventuell leicht bewegen und lockern) und zählen in Gedanken bis 20.
Achten Sie bei dieser Übung darauf, daß Sie mit Ihren Fingern nicht auf eine Person zeigen.

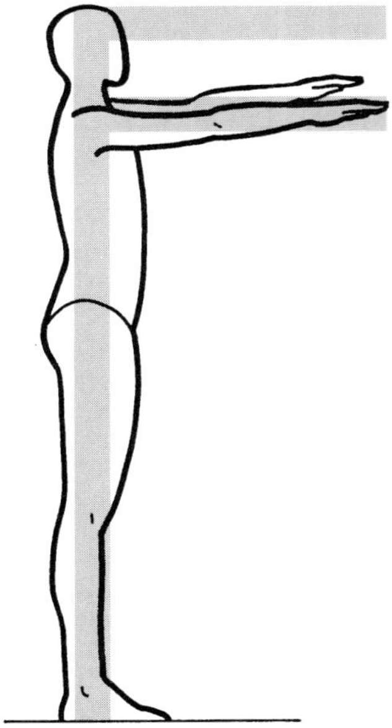

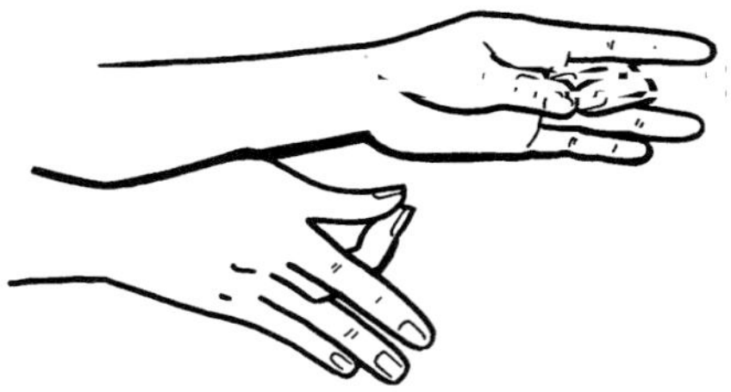

Übung 5:
T-Position

Ausgangshaltung
Aus der Haltung der Übung 4 (F-Position) gehen Sie ohne Absetzen in die Übung 5 über.

Ausführung
Bilden Sie mit Ihren Händen eine T-Position, wobei Sie beide Arme seitlich schräg nach unten halten (siehe Bild). Die Handflächen weisen zum Boden. Bleiben Sie in dieser Position am Anfang 10 langsame Atemzüge lang, und steigern Sie dies um täglich 1 Atemzug, bis Sie die ideale Übungsdauer von 30 Atemzügen erreicht haben.

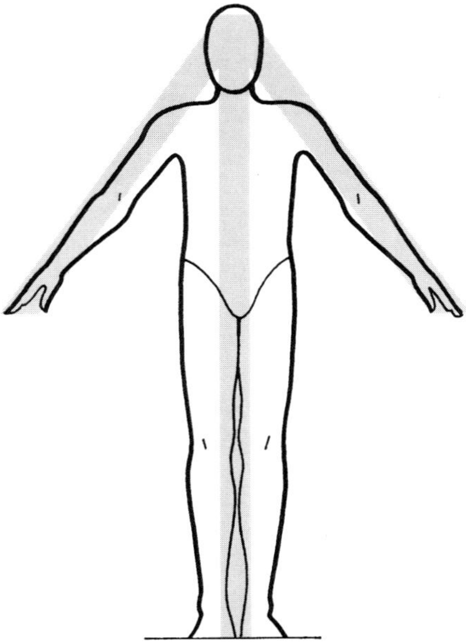

Übung 6:
W-Position

Ausgangshaltung
Führen Sie nun die Hände in Gesichtshöhe vor Ihren Körper, so daß beide Handkanten nach vorne sehen. Halten Sie Ihre Hände wie ein Karatekämpfer gerade, die Daumen angelegt. Die Handflächen sind einander in einer Entfernung von 35 bis 40 cm zugewandt (siehe Bild).

Ausführung
Bei kräftigem Ausatmen durch die Nase bewegen Sie stoßartig den rechten Arm und die rechte Handkante zur Seite, so daß Ihr Arm eine waagrechte Position einnimmt (siehe Bild). Parallel zu einem ebenfalls kräftigen, schnellen Einatmen durch die Nase nehmen Sie den Arm zurück in die Ausgangsposition. Der gleiche Bewegungs- und Atemablauf wird nun mit dem linken Arm und der linken Hand durchgeführt. Jede Bewegung sollte 10mal ausgeführt werden. Diese Übung kann bis auf 15mal je Arm erhöht werden.

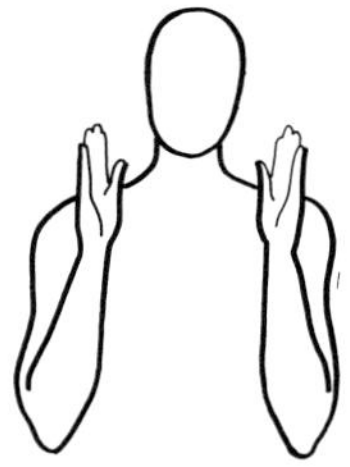

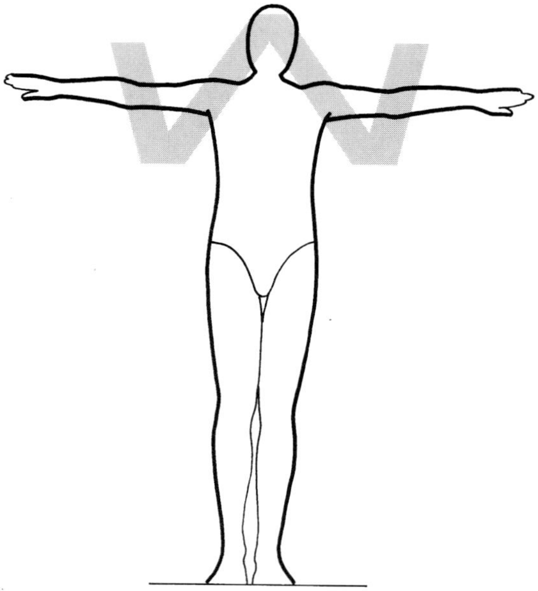

Nun ist der erste Teil des Trainings abgeschlossen. Lassen Sie Ihre Hände ruhig herabsinken. Atmen Sie einige Male ruhig und gleichmäßig ein und aus. Entspannen Sie sich bewußt, lockern Sie alle Muskeln, und lassen Sie die Arme hängen.

Der Pc-Muskel

Der Pubococcygeus-(Pc-)Muskel verläuft vom Schambein zum Steißbein (die genaue Lage ersehen Sie aus den beiden Grafiken) und besteht aus drei Schichten. Er umschließt die Vagina beziehungsweise die Venen, die das Blut aus dem Penis abführen. Bei den Hunden zum Beispiel unterstützt dieser Muskel unter anderem das Schwanzwedeln. Beim Menschen stützt er den Anus und die angrenzenden inneren Organe und sorgt dafür, daß diese nicht absinken.
Der Pc-Muskel liegt ungefährt drei Zentimeter unter der Hautoberfläche und wird größtenteils vom sogenannten Pudensunerv gesteuert, der die Aktivität der Geschlechtsorgane und des Anus registriert, Signale an das Gehirn sendet und wieder zurückleitet. Gleichzeitig gibt es eine Nervenverbindung vom Beckennerv zum Pc-Muskel. Eine Abzweigung dieses Beckennervs läuft bei der Frau vom Uterus zur Blase, beim Mann hingegen von der Blase zur Prostata und zum unteren Teil der Wirbelsäule. Ist der Pc-Muskel stark, ist er der größte Powerlieferant, ein wahres Kraftwerk des Menschen. Das Anspannen des Pc-Muskels stimuliert beim Mann die Prostata und bei der Frau den Uterus. Auf diese Weise werden Hormone und Endorphine freigesetzt, die eine seelische Hochstimmung auslösen.

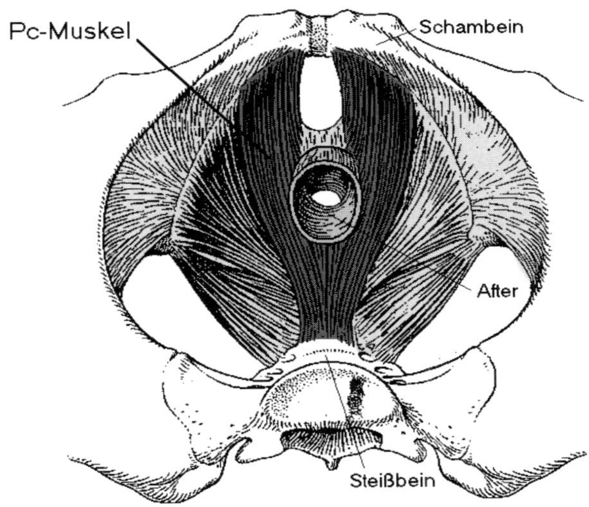

Beckenboden von oben gesehen

Wenn der Pc-Muskel nicht durch regelmäßigen Geschlechtsverkehr oder durch gezieltes Training in Anspruch genommen wird, wird er ständig schwächer, er atrophiert, wie die Mediziner sagen. Ist jemand lange ohne Partner und sexuelle Betätigung, kann es tatsächlich vorkommen, daß der Pc-Muskel reaktiviert werden muß. Ebenso konnten wir eine Schwächung des Pc-Muskels bei schlechter Körperhaltung finden, z. B. bei Menschen, die ständig ihr Becken vorschieben. Dabei wird der Pc-Muskel von einer guten Durchblutung und Energieversorgung abgeschnitten. Auch nach einer Geburt haben viele Frauen Schwierigkeiten mit einem schwachen Pc-Muskel, nicht selten kommt es dann zu sexuellen Problemen und oft auch zu Depressionen und ständiger Müdigkeit – in den allermeisten Fällen eben als Folge der geschwächten Muskulatur und nicht irgendwelcher seelischen Konflikte.

Das sicherste Verfahren für Frauen, den Zustand des Pc-Muskels herauszufinden, ist eine Messung mittels Vaginalmyograph, wie sie in zahlreichen gynäkologischen Praxen durchgeführt werden kann. Dabei wird eine tamponförmige Elektrode aus Weichplastik in die Vagina eingeführt. Sie mißt bei Kontakt die Stärke des Pc-Muskels sowohl im entspannten als auch im angespannten Zustand.

Doch auch wenn sich herausstellt, daß Ihr Pc-Muskel sehr geschwächt ist, besteht kein Grund, sich zu ängstigen, denn das sexuelle Verlangen und die mentale Power kommt mit der allgemeinen Kräftigung des Pc-Muskels. Und glücklicherweise kann man den Pc-Muskel, wie fast alle anderen Muskeln des Körpers, durch entsprechende Übungen stärken.

Die Sexualität bzw. die Sexualenergie oder Lebensenergie ist die Kraft, die unser Leben weitgehend mitgestaltet. Der Pc-Muskel als eine unserer wirksamsten Kraftquellen im Körper ist beteiligt am höchsten Schöpfungsakt, zu dem Menschen fähig sind. Die Energie, die Leben erschafft, ist auch die Energie, die das Leben erhält.

Diese Energie zu nutzen ist der erste Schritt zu einem modernen Trainingssystem. Vergessen Sie nicht: diese Energie kommt aus unserem Beckenbereich und ist mit unserer Sexualität stark verbunden – sie kommt eigentlich aus der Tabuzone. Andere Kulturen und Religionssysteme sehen dies nicht so wie wir. Die Systeme des indischen Yoga sahen die Sexualenergie immer als die für sie heilige Lebensenergie (Kundalini) an, die, einmal erweckt, über das Rückenmark aufsteigend, unser Gehirn erreicht. Sie verbanden Ihre Sexualität auch immer mit dem Gedanken an diese Energie. Tausend Jahre vor unserer Zeit nahmen sie unsere Entdeckung vorweg. Ihr System des Tantra und des Kundalini-Yoga sind heute noch Zeugen ihres Wissens.

Fragen an die Frau

Um mehr über Ihren Pc-Muskel zu erfahren, sollten Sie zunächst einmal überlegen:

- Verlieren Sie unter besonderer Belastung oder Beanspruchung (z. B. bei Streß, bei sportlicher Tätigkeit, beim Lachen oder Husten) ein wenig Urin?
- Hatten Sie je Schwierigkeiten, zum Orgasmus zu kommen?
- Leiden Sie unter Rückenschmerzen?
- Haben Sie häufig Entzündungen im Vaginal- oder Harnröhrenbereich, Schmerzen beim Geschlechtsverkehr?
- Empfinden Sie in der Vagina überhaupt nichts oder nur noch wenig?
- Haben Sie vor oder während der Menstruation starke Bauchkrämpfe?
- Hatten Sie nach einer Geburt mehr als zwei bis drei Monate lang Probleme mit Ihrem Sexualempfinden und Ihrer Orgasmusfähigkeit?
- Haben Sie Probleme mit der Haftung Ihres Tampons?

Wenn Sie diese Fragen mit Ja beantworten, so ist Ihr Pc-Muskel wahrscheinlich ziemlich schwach!

Pc-Muskeltest für Frauen

Versuchen Sie zuerst, den Pc-Muskel zu lokalisieren. Dies geht am leichtesten, wenn Sie sich in einem ruhigen Augenblick entkleidet auf den Rücken legen, einen kleinen Spiegel zur Hand nehmen und so zwischen Ihre Beine schauen. Wenn Sie die Anspannung des Pc-Muskels beherrschen und er auch kräftig genug ist, müßte sich der Damm (der Bereich zwischen Anus und Genitalien) einziehen und heraustreten, wenn Sie den Pc-Muskel einige Sekunden anspannen.
Achten Sie dabei darauf, daß Sie Ihren Bauch, Ihr Gesäß und die Oberschenkelmuskulatur nicht mitbewegen oder anspannen. Tun Sie es trotzdem, so ist das ein Zeichen, daß Sie Ihren Pc-Muskel noch nicht gesondert aktivieren können. Sie müssen zuerst lernen, den Pc-Muskel isoliert von allen anderen Muskeln zu steuern.
Die wohl bekannteste Methode, den Pc-Muskel zu testen, ist zu versuchen, den Urinfluß in der Anfangsphase zu unterbrechen. Wenn Sie einen guten Pc-Muskel haben und diesen auch willentlich beherrschen können, so sind Sie jederzeit in der Lage, den Urinfluß zu stoppen. Gelingt Ihnen das nicht, so ist dies kein

Grund zu verzweifeln. Das ab Seite 80 beschriebene Training des Pc-Muskels wird bei konsequentem Üben schon nach wenigen Wochen erfolgreich sein. Auch wenn Sie einen starken Pc-Muskel haben, kann ein Training eine Erhöhung der inneren Energie und des sexuellen Empfindens mit sich bringen.

Pc-Muskeltest für Männer

Ein Mann mit einem gesunden Pc-Muskel sollte in der Lage sein, ein kleines Handtuch (z. B. Gästehandtuch), das über seinem erigierten Penis hängt, durch reine Pc-Muskelkontraktion willentlich mindestens 1 cm zu heben. Wenn das Handtuch abrutscht, können Sie es am Anfang mit einem leichteren Taschentuch versuchen.

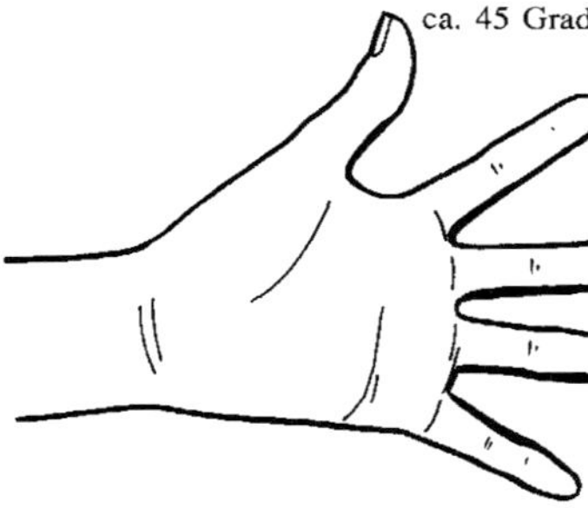

Erektionswinkel mit zunehmendem Alter

Aufgrund wissenschaftlicher Untersuchungen weiß man, daß sich beim Mann der Erektionswinkel mit dem Alter ändert. Folglich, so sagen die Taoisten, läßt sich aus dem Erektionswinkel auch das biologische Alter und der Gesundheitszustand eines Mannes ablesen. Beim gesunden Jugendlichen nimmt der erigierte Penis einen Winkel von ca. 45 Grad zum Rumpf ein, dies entspricht der Stellung des Daumens. Bei einem gesunden 20jährigen Mann sollte der Erektionswinkel 60 Grad, beim 30jährigen Mann 90 Grad, beim 40jährigen Mann 105 Grad und beim 50jährigen Mann 135 Grad zum Rumpf entsprechen.
Ein Mann, der seinen Pc-Muskel trainiert und stärkt, erreicht nicht nur eine Gradverbesserung im Erektionswinkel, sondern es stehen ihm auch wesentlich mehr Power und Energie zur Verfügung. So z. B. kann ein 50jähriger Mann mit einem ursprünglichen Erektionswinkel von 135 Grad nach einigen Wochen eine Steigerung auf 100 Grad verzeichnen, da der Pc-Muskel direkt die Erek-

tion steuert. Viele Probleme des Mannes liegen sehr oft an einem schwach gewordenen Pc-Muskel und der daraus resultierenden Erektionsschwäche, also nicht an einem psychischen, sondern einem muskulären Problem.
Ist also der Pc-Muskel schwach, fühlen Sie sich schwach, und die Erektion ist gleichfalls schwach. Nehmen die sexuellen Wahrnehmungszentren im Gehirn die durch die PcE-Übungen und den gestärkten Pc-Muskel (und durch sexuelle Tätigkeit) ständig fließenden Energien wahr, glauben die inneren Schrittmacher, daß die betroffene Person mitten im Leben steht (nur junge gesunde Menschen sind gewöhnlich stärker sexuell tätig). Ihr Körper-Hirn-System wird Sie jung halten oder verjüngen. Der Organismus ist so aufgebaut, daß nur dann große Energien zur Verfügung gestellt werden, wenn die Person an der Fortpflanzung noch beteiligt ist. Wenn dies „scheinbar" nicht mehr der Fall ist, so werden die Energien immer weiter, bis auf das Mindestausmaß, reduziert.

Versuchen Sie zuerst, den Pc-Muskel zu lokalisieren. Dies geht am leichtesten, wenn Sie sich in einem ruhigen Augenblick entkleidet auf den Rücken legen, einen kleinen Spiegel zur Hand nehmen und so zwischen Ihre Beine schauen. Wenn Sie die Anspannung des Pc-Muskels beherrschen und er auch kräftig genug ist, müßte sich der Damm (der Bereich zwischen Anus und Genitalien) einziehen und heraustreten, wenn Sie den Pc-Muskel einige Sekunden anspannen.
Achten Sie dabei darauf, daß Sie Ihren Bauch, Ihr Gesäß und die Oberschenkelmuskulatur nicht mitbewegen oder anspannen. Tun Sie das trotzdem, so ist das ein Zeichen, daß Sie Ihren Pc-Muskel noch nicht gesondert aktivieren können. Sie müssen zuerst lernen, den Pc-Muskel isoliert von allen anderen Muskeln zu steuern.

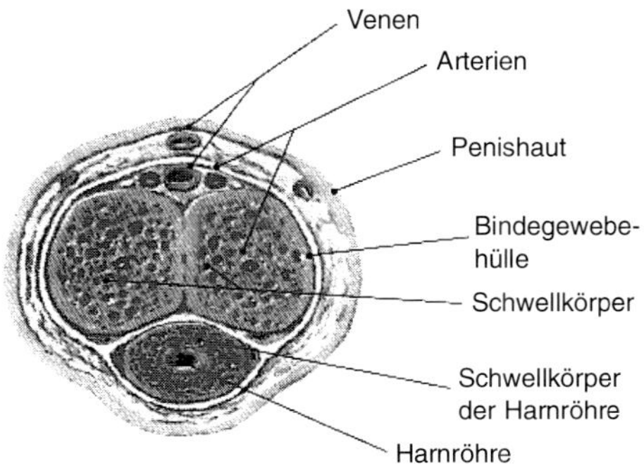

Penis (Querschnitt).
Der (auf der Grafik nicht sichtbare, weil darunterliegende) Pc-Muskel steuert die Erektion, indem er im angespannten Zustand auf die Venen drückt und den Blutabfluß drosselt.

Die wohl bekannteste Methode, den Pc-Muskel zu testen, ist zu versuchen, den Urinfluß in der Anfangsphase zu unterbrechen. Wenn Sie einen guten Pc-Muskel haben und diesen auch willentlich beherrschen können, so sind Sie jederzeit in der Lage, den Urinfluß zu stoppen. Gelingt Ihnen das nicht, so ist dies kein Grund zu verzweifeln. Das beschriebene Training des Pc-Muskels wird bei konsequentem Üben schon nach wenigen Wochen erfolgreich sein. Auch wenn Sie einen guten Pc-Muskel haben, wird das Training eine Erhöhung der inneren Energie, eine Verbesserung des sexuellen Empfindens und eine Stärkung der sexuellen Potenz mit sich bringen. Da der Pc-Muskel den Geschlechtsverkehr und auch die Erektion maßgeblich mitsteuert, erreicht der Mann durch ständiges PcE-Training die Fähigkeit, den Geschlechtsakt beliebig lange auszudehnen.

Pc-Muskeltraining

Aufbauübung für den Pc-Muskel

Ausgangshaltung
Zu dieser Übung setzen Sie sich auf ein Kissen oder einen Stuhl (siehe Bild). Achten Sie darauf, daß Ihre Wirbelsäule absolut gerade ist, und nehmen Sie weitestgehend die Spannungen aus Rücken, Schultern, Nacken, Armen, Hals und Kopf. Beugen Sie den Kopf leicht nach vorne (siehe Bilder). Schließen Sie die Augen.

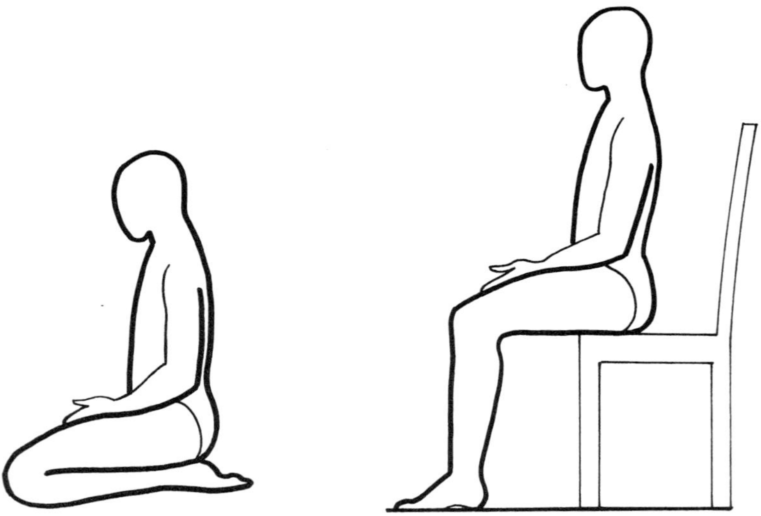

Ausführung

Spannen Sie nun den Pc-Muskel 3 Sekunden lang an. Das geschieht, indem Sie die Muskeln rund um den After zusammenziehen. Wenn Sie das richtig machen, entsteht dabei ein Gefühl, als würde sich der ganze Beckenbodenbereich nach oben ziehen. Atmen Sie dabei gleichzeitig langsam und ruhig ein. Wenn Ihnen das am Anfang zu lange dauert – da Ihr Pc-Muskel zu schwach ist –, beginnen Sie mit 1 oder 2 Sekunden. Während Sie ausatmen, lösen Sie die Muskelspannung komplett.

Machen Sie das anfangs 10mal hintereinander, so lange Sie können, jedoch zu Beginn nicht länger als 10 Minuten. Nehmen Kraft und Ausdauer zu (ca. nach einer Woche), steigern Sie die Anhalteperiode, also das Anspannen des Muskels, so lange Sie brauchen, um in Gedanken von 1 bis 10 zu zählen. Dann entspannen Sie so lange, wie Sie angespannt haben. Vergessen Sie die Entspannungsphase nicht, und entspannen Sie dabei bewußt den Pc-Muskel. Das ist genauso wichtig wie das Anspannen. Also: anspannen, von 1 bis 10 zählen, dann genauso lange entspannen; wiederholen Sie diesen Vorgang immer wieder 5 Minuten lang.

Legen Sie danach eine Pause von 1 Minute ein. Dann versuchen Sie, den Muskel schnell 10mal hintereinander anzuspannen und zu entspannen. Zuerst können Sie vielleicht gar nicht sicher sagen, ob der Pc-Muskel gerade kontrahiert oder entspannt ist, doch mit etwas Übung wird das einfacher, und Ihr Körperbewußtsein erfaßt auch die Tätigkeit des Pc-Muskels.

Wiederholen Sie wieder den ersten Teil der Übung. 10mal anspannen, von 1 bis 10 zählen und wirklich jedesmal dazwischen richtig entspannen. Übungsdauer 5 Minuten, danach 1 Minute Pause. Darauf folgen wieder 10 schnelle Kontraktionen. Jetzt noch ein letztes Mal den ganzen Durchgang! Lassen Sie sich nicht entmutigen, falls Ihnen zu Beginn das beschriebene Programm nicht ganz gelingen sollte. Mit jedem Übungstag wird Ihre Ausdauer besser und der Muskel kräftiger. Manche verspüren ein leichtes Ziehen im Beckenbereich (ähnlich wie es Frauen manchmal von der Menstruation kennen). Das ist normal und bedeutet nur, daß der Pc-Muskel reagiert.

Nach einigem Üben sollten Sie sich darauf konzentrieren, ob Sie ein Kribbeln oder ein leichtes Ziehen in der Wirbelsäule und vor allen Dingen im Stirnbereich zwischen den Augen verspüren. Das Gefühl könnte auch einem leichten elektrischen Schlag ähnlich sein. Wenn Sie während der Übung die Energie aufsteigen fühlen (bis in den Kopf), bedeutet dies, daß alle 7 Drüsenzentren (im Indischen: Chakren) frei von Blockaden sind. Wenn Sie während der Übungen nichts fühlen, muß irgendwo eine Blockade vorhanden sein. Die Übungen 1 bis 6 werden diese Blockaden in der nächsten Zeit abbauen.

Üben Sie mindestens eine Woche lang zweimal täglich 15 Minuten. Erhoffen Sie sich davon noch keine Wunder, zumeist braucht der Pc-Muskel einige Zeit zur Straffung und Wiederherstellung.

Beim Üben vergessen Sie bitte nicht, die Anspannung des Pc-Muskels *ohne* gleichzeitiges Anspannen von Gesäß-, Oberschenkel- und Bauchmuskulatur durchzuführen. *Nur* der Beckenbodenmuskel darf angespannt werden. Nach einer Woche etwa, aber spätestens nach zwei bis drei Wochen, sollten Sie bei den Übungen schon so geschickt sein, daß pro Tag 300 Kontraktionen leicht möglich sind.
Da sich die Funktion des Pc-Muskels nur dann wirklich verbessert, wenn er häufig und regelmäßig trainiert wird, sollte man wie gesagt zumindest zweimal täglich ca. 15 Minuten für dieses Training ansetzen.
Praktischerweise kann man die Pc-Muskelübungen immer und überall durchführen: im Stehen, Gehen, Liegen oder Sitzen vor dem Fernseher. Im Restaurant, Zug, Auto und vor allem während des Liebesakts. Niemand sieht, daß Sie Ihren Pc-Muskel gerade kräftigen, denn das Spiel dieses Muskels passiert im verborgenen. Wenn die Muskelanspannung für andere sichtbar wird, dann machen Sie etwas falsch. Verwechseln Sie das Anspannen des Pc-Muskels nicht mit dem Anspannen der Gesäßmuskeln oder mit dem Baucheinziehen.
Bedenken Sie, daß es wie bei jedem Trainingsprogramm auch beim Pc-Muskeltraining besser ist, langsam zu beginnen und erst allmählich die Intensität zu steigern. Dadurch vermeiden Sie einen Muskelkater. Haben Sie es doch einmal übertrieben, so lassen Sie die Übungen für ein, zwei Tage ausfallen. Nach dieser Pause, in der sich der Muskel erholen kann, nehmen Sie die Übungen wieder auf. 300 Kontraktionen pro Tag, davon 100 auf einmal, sind erstrebenswert. Ist Ihr Pc-Muskel gut trainiert, genügt es, wenn Sie Kontraktionsübungen immer dann durchführen, wenn Sie daran denken und wenn Sie Ihr tägliches PcE-Training ausführen. Hilfreich ist, diese Grundübung immer bei einer bestimmten Tätigkeit durchzuführen, die nicht Ihre ständige Aufmerksamkeit erfordert (z. B. bei der Hausarbeit). Auch das Mitzählen ist dann nicht mehr notwendig. Regelmäßiges PcE-Training müßte nun Ihren Pc-Muskel in einem guten Zustand erhalten. Doch üben Sie immer wieder zwischendurch, es kann Ihrem Gesundheitszustand und Ihrem Sexualempfinden nur zugute kommen.
Halten Sie sich anfangs am besten an den Trainingskalender (Seite 87 f.).

Atemübung zur Verstärkung des Orgasmus

Legen Sie sich auf den Rücken, und legen Sie die Hände direkt unter den Bauchnabel. Beginnen Sie, tief in den Bauchbereich hineinzuatmen. Drücken Sie beim Einatmen und gleichzeitigen Anspannen des Pc-Muskels den Bauch gegen die Hände, und ziehen Sie ihn beim Ausatmen und gleichzeitigen Entspannen des Pc-Muskels wieder zurück. Wenn Sie diese Atemtechnik beim Herannahen des Höhepunktes anwenden, wird der Orgasmus viel intensiver.

Hilfe bei einem leidigen Problem

Das Pc-Muskeltraining kann sogar als Hilfe gegen Hämorrhoiden eingesetzt werden. Dazu muß man folgendes wissen: Etwa jeder dritte leidet irgendwann in seinem Leben unter Beschwerden im Afterbereich. Am häufigsten handelt es sich dabei um Hämorrhoiden. Und unter Frauen sind solche Erkrankungen noch häufiger. Obwohl das ein ganz alltägliches Leiden ist, trauen sich viele nicht, darüber zu reden.
Hauptursache für die Entstehung von Hämorrhoiden ist eine Drucksteigerung in einem Gefäß des Dickdarms. Dazu kommt es entweder durch eine mangelhafte Füllung des Darms (die meisten Menschen ernähren sich zu ballaststoffarm) oder durch einen zu schwachen oder zu sehr angespannten Schließmuskel.
Sollen Hämorrhoiden ein für allemal verschwinden, so sind mehrere Dinge zu beachten:

- konsequente Kostumstellung, um die Verdauung zu regulieren (ballaststoffreichere Kost), und
- richtiges PcE-Training, um die normale Schließmuskelspannung wieder herzustellen.

Weiters hilft es, die U-Übung (siehe Seite 69) doppelt so lange wie die anderen Übungen durchzuführen.

Der richtige Übungsablauf bei Hämorrhoiden
Viele Trainierende haben berichtet, daß sich die Pc-Muskelübungen bei Hämorrhoiden positiv auswirken. Mein Tip dazu wäre, daß Sie die Pc-Muskelübung bei starken Hämorrhoiden anfangs im Liegen, eventuell sogar mit erhöhtem Gesäß (Kissen unterlegen) durchführen. Achten Sie in diesem Falle ganz besonders darauf, daß Sie den Pc-Muskel isoliert vom After anspannen. Das heißt, spannen Sie nur den Muskel an, der im vorderen Bereich liegt und Vagina beziehungsweise Penisnerven umschließt. Es be-

steht auch die Möglichkeit, während der Anspannung des Pc-Muskels leichten Druck mit der Hand auf den Damm und Schließmuskelbereich auszuüben. Sie werden sehen: Konsequentes Training bringt die Hämorrhoiden zum Verschwinden.

Der zweite Teil des PcE-Trainings

Übung 7:
Teil I: Die langsame Power-Übung

Ausgangshaltung
Richten Sie Ihre Wirbelsäule so aus, wie Sie es bei der Pc-Muskelaufbauübung (siehe Seite 80 ff.) gelernt haben.
Achten Sie darauf, daß die Haltung stimmt, denn sie ist wichtig für den ungehinderten Energiefluß.

Ausführung
Schließen Sie die Augen, und drehen Sie diese unter den geschlossenen Augenlidern in Richtung Nasenwurzel (siehe Grafik). Achten Sie darauf, daß dies ohne Anspannung der Augen- oder Stirnmuskulatur geschieht. Legen Sie nun Ihre Zunge ohne Druck auf den Gaumen. Diese Haltung sollten Sie während der gesamten Übung 7 beibehalten. Gleitet während des Übens der Blick von der Nasenwurzel ab, oder löst sich die Zunge vom Gaumen, so sollte Sie das nicht weiter beunruhigen (mit jeder Übung wird es Ihnen leichter gelingen). Korrigieren Sie in aller Ruhe Ihre Position.
Nun spannen Sie wie bei der Aufbauübung Ihren Beckenbodenmuskel an, und zählen Sie dabei langsam bis 10, während Sie die Spannung halten. Atmen

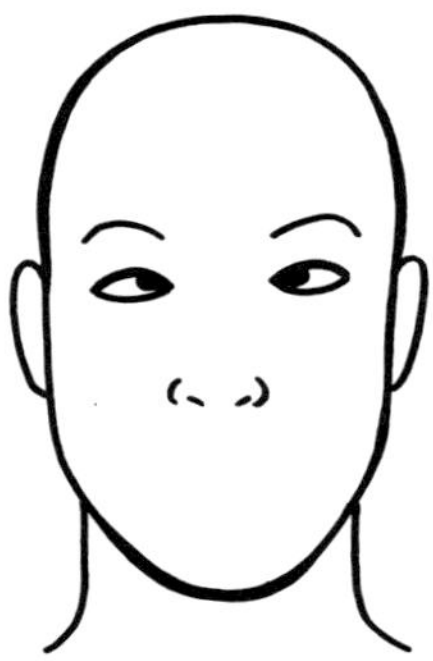

Sie beim Anspannen ruhig ein. Wenn die Lunge gefüllt ist, halten Sie den Atem so lange an, bis Sie bei der Zahl 10 angelangt sind. Da Sie Ihren Muskel schon durch Aufbauübungen gestärkt haben, dürfte Ihnen das keine Probleme mehr bereiten. Bei 10 angelangt, entspannen Sie Ihren Muskel. Achten Sie jedesmal auf die komplette Entspannung, sonst kann beim nächsten Anspannen nur wenig Energie fließen. Das Entspannen regeneriert Ihren Energiegenerator ständig neu. Zählen Sie nun auch beim Entspannen von 1 bis 10. Atmen Sie dabei langsam aus, und pausieren Sie mit dem Atmen, bis Sie die Zahl 10 erreicht haben. Danach spannen Sie den Muskel wieder an und atmen begleitend wie beschrieben ein. Diese Übung sollten Sie nun 20- bis 30mal durchführen. Wie oft Sie den Muskel aktivieren und entspannen (ob 20- oder 30mal), hängt von der Stärke Ihres Pc-Muskels ab. Je stärker der Muskel ist, um so weniger oft müssen Sie die Übung wiederholen. Je fortgeschrittener Sie sind, um so stärker ist Ihr Pc-Muskel. Fühlen Sie bei der Übung Anstrengung, so machen Sie 30 Durchgänge. Fühlen Sie, daß der Muskel stark ist, machen Sie mindestens 20 Anspannungsübungen komplett durch. Achten Sie bei der Übung immer auf die richtige Atmung. Weniger als 20 korrekt durchgeführte Übungen wären in diesem Stadium nicht sinnvoll.

Übung 7:
Teil II: Die schnelle Power-Übung

Ausgangshaltung
Wie bei Teil I gehen Sie übergangslos vom ersten zum zweiten Teil über. Achten Sie wieder auf die Stellung der Augen und die Haltung der Zunge.

Ausführung
Nun spannen Sie Ihren Pc-Muskel schnell an, und atmen Sie auch schnell und gleichzeitig durch die Nase ein. Das Anspannen und Einatmen sollte nicht länger als 1 bis 2 Sekunden dauern. Danach sofort ohne Pause den Pc-Muskel entspannen und stoßartig ausatmen.
Sofort nach dem Ausatmen und Entspannen, das auch nicht länger als 1 bis 2 Sekunden dauern sollte, den Pc-Muskel wieder anspannen und einatmen. Die schnelle Power-Übung sollten Sie mindestens 30mal wiederholen, also 30mal anspannen/einatmen und 30mal entspannen/ausatmen. Öfter als 60mal ist nicht nötig, auch nicht für Fortgeschrittene.

Bleiben Sie mindestens eine Minute nach Abschluß aller Übungen ruhig sitzen, lösen Sie dann die Zunge von Ihrem Gaumen, führen Sie Ihre Augen wieder in die normale Stellung zurück. Öffnen Sie langsam wieder die Augen,

und atmen Sie einmal tief und fest ein und aus. Reiben Sie Ihre Handflächen aneinander, und stehen Sie langsam auf.
Die aktivierte Energie fließt die nächsten Stunden in einem stetigen Kreislauf durch Ihr Nervensystem, belebt und verjüngt Ihre Zellen, powert Ihr Gehirn, steigert Ihre Potenz und Ihre Orgasmusfähigkeit.
Am Tag sorgen diese Übungen für Power über mindestens 12 Stunden. Am Abend sorgen sie für die Regeneration Ihres Körpers und des Gehirns. Daher sollten Sie die Übungen 1 bis 7 morgens vor Arbeitsbeginn durchführen (wenn möglich zu Hause), um Power für den ganzen Tag zu gewinnen. Abends, als Abschluß des Tages, um nochmals den ungestörten und verstärkten Energiefluß zu erreichen, der für eine tiefe Erholung und zur Aufladung jeder einzelnen Zelle mit neuer Energie nötig ist. Nur wenn Sie die angegebenen Übungen regelmäßig morgens und abends durchführen, kommt es zu einer dauerhaften Veränderung. Bedenken Sie, jeder Übungszyklus bringt Energie für 12 Stunden. Sie sollten daher die Übungen so einteilen, daß Sie gleichmäßig über 24 Stunden Ihre Energien aufteilen. Sollten trotzdem Energielücken entstehen, so genügt es bei erhöhter persönlicher Beanspruchung, zwischendurch den Pc-Muskel 10mal anzuspannen, und ein sofortiger Energiezuwachs stellt sich ein.

Trainingskalender

1. Woche

- Mit Blick nach Westen stehen
  - U-Stellung: 10-15 langsame Atemzüge (40 - 60 sek.)
  - I -Stellung: 10-15 langsame Atemzüge
  - Y -Stellung: 10-15 langsame Atemzüge
  - F -Stellung: 10-15 langsame Atemzüge
  - T -Stellung: 10-15 langsame Atemzüge
  - W-Stellung: je 10-15x nach rechts und links

  Fingerhaltung! – 4 - 6 min.
- Kurz entspannen
- Sitzhaltung einnehmen, Rücken gerade

Aufbauübung für den Pc-Muskel

- 3 sek. anspannen - 3 sek. entspannen: 10 - 30x
  einige Atemzüge pausieren
- kurz anspannen und wieder loslassen: 10x
  einige Atemzüge pausieren

3x wiederholen

2. Woche

- **Runen-Übungen**
  - U-Stellung
  - I -Stellung
  - Y -Stellung
  - F -Stellung
  - T -Stellung

  je 15 - 20 langsame Atemzüge
  - W-Stellung: 10-15x rechts und links
- Entspannen
- Sitzhaltung einnehmen, Rücken aufrecht, Augen schließen, Zunge am Gaumen
- **Langsame Power-Übung:**

  einatmen und anspannen - bis 10 zählen
  ausatmen und entspannen - bis 10 zählen

  10-20x wiederholen
- 1 min. ausklingen lassen

Re® TRAINING 3. Woche

- **Runen-Übungen**

  U-, I-, Y-, F-, T-Stellung - je 20 - 25 langsame Atemzüge
  W-Stellung je 10-15x rechts und links
- Entspannen
- Sitzhaltung einnehmen, Rücken aufrecht, Augen- und Zungenhaltung beachten
- **Langsame Power-Übung**

  einatmen und anspannen - bis 10 zählen
  ausatmen und entspannen - bis 10 zählen } 15-25x wiederholen
- **Schnelle Power-Übung**

  1 sek. anspannen und einatmen
  1 sek. loslassen, stoßartig ausatmen } 15-25x wiederholen
- Abschluß: 1 min. ruhig sitzen bleiben

Re® TRAINING ab 4. Woche

- **Runen-Übungen**

  U-, I-, Y-, F-, T-Stellung - je 20 - 30 Atemzüge
  W-Stellung je 10-15x rechts und links
- Entspannen
- Sitzhaltung einnehmen, Rücken aufrecht, Augen und Zungenhaltung
- **Langsame Power-Übung**

  Einatmen und Anspannen - bis 10 (15) zählen
  Ausatmen und Entspannen - bis 10 (15) zählen } 20 - 30x wiederholen
- **Schnelle Power-Übung**

  1 - 2 sek. anspannen und einatmen
  1 - 2 sek. loslassen, stoßartig ausatmen } 20 - 30x wiederholen
- Abschluß: 1 min. ruhig sitzen bleiben und langsam atmen

Die gestörte Lebensenergie

Nichts kann die Lebensenergie eines Menschen stärker und vor allem so dauerhaft stören wie Muskelverspannungen.

Muskelverspannungen und Anspannungen ganz allgemein beherrschen unser Leben. Jeder wie auch immer geartete Impuls, jede Veränderung unserer Lebensumstände, jede Emotion erzeugt Spannung in unserem Körper. Diese Spannungen manifestieren sich über unsere Muskeln. Diese wiederum werden von unserem Nervensystem beeinflußt und gesteuert. So dienen unsere Muskeln im weitesten Sinne auch als Vermittler zwischen Geist und Körper. Einerseits unterliegen sie der willentlichen Steuerung durch unsere Gedanken, andererseits drücken sie unsere inneren, seelischen Regungen unbewußt in Form spezifischer Muskelspannungen aus. Vieles läuft instinktiv und automatisch ab. Bei Angst spannen sich z. B. die Muskeln im Schulterbereich, aber auch die der Stirn an, ohne daß wir es bemerken. Streß wirkt sich immer in Form von meßbaren Muskelverspannungen aus. Dauerstreß, dauernde Ängste führen zu chronischen Verspannungen. Seelische Verspannungen setzen sich immer in muskulärer Anspannung fest.

Die in den Übungen 1 bis 6 angegebenen Positionen bauen Muskelspannungen im unteren wie auch im oberen Körperbereich bemerkenswert gut ab. Werden diese Übungen richtig und bei starken Verspannungen auch länger durchgeführt, d. h., Sie halten die Stellung nach einiger Zeit doppelt so lange oder noch länger, so werden erstaunlich viele Verspannungen und Blockaden durch sie gelöst. So sind die Übungen 1 bis 6 ein speziell ausgeklügeltes Programm, das mit modernsten biologischen Meßmethoden entdeckt und weiterentwickelt wurde. Schon in der Frühgeschichte der Menschheit dienten sie den Germanen als Übungen zur Energiegewinnung, weshalb wir sie auch Runenübungen nennen.

Lebensenergie bringt aber auch die richtige Kost. Ernähren Sie sich ausgewogen und vor allem ballaststoffreich. Sorgen Sie für genügend Elektrolyte. Meiden Sie übermäßigen Alkoholgenuß, und schränken Sie das Rauchen weitgehend ein. Meiden Sie jede Art von Rauschdrogen. Bewegen Sie sich so oft wie möglich in frischer Luft, schlafen Sie ausreichend. Auch das bringt Energie.

Im Zuge des PcE-Trainings können während des Übens leichte Spannungen im Schulter-, Hals- und Kopfbereich auftreten. Oft entsteht auch im unteren Bereich der Wirbelsäule, im Steißbeinbereich, ein Gefühl, das am ehesten als

Ziehen beschrieben werden kann. Alle diese Phänomene sind ein Zeichen von störenden Blockaden und Muskelreaktionen, die sich im Zuge der Übungen aber wieder von selbst lösen.

Hilfe bei Energieblockaden

Wenn Sie Probleme haben, Ihre Energien fließen zu lassen, können Sie mit der folgenden Übung Blockaden im Beckenbereich lösen.
Viele Menschen sind gar nicht mehr in der Lage, ihr Becken frei schwingen zu lassen, ohne andere Teile des Rumpfes bei der Ausführung dieser Bewegung unterstützend mitzubenutzen. Dies zeugt zumeist von starken Muskelverspannungen im Beckenbereich.

Beckenfreiübung

Ausgangshaltung
Stellen Sie sich mit leicht angewinkelten Knien vor einen großen Spiegel. Halten Sie den Oberkörper gerade, die Beine in einer leichten Grätsche, und bleiben Sie locker in den Knien. Stützen Sie beide Hände etwas oberhalb der Hüften ab.

Ausführung
Versuchen Sie nun, Ihr Becken frei durchschwingen zu lassen, d. h., kippen Sie Ihr Becken nach vor und zurück, ohne den Oberkörper dabei mitzubewegen, halten Sie vor allem auch die Beine und Knie still. Wenn das Becken in der vorderen Stellung (zum Spiegel) „hochgezogen“ ist, sollte eine Spannung in der Bauchmuskulatur spürbar sein, das Gesäß dabei aber absolut entspannt und locker bleiben.

Sie sollten diese Übung locker, leicht und geschmeidig durchführen können, und ein rundes, weiches und deutliches Schwingen sollte entstehen. Gelingt Ihnen das, so ist dies als sehr positiv zu bewerten. Wenn nicht, ist das kein Grund zu verzweifeln. Üben Sie konsequent, Ihr Körperbewußtsein wird sich durch diese Übungen steigern und verbessern. Beginnen Sie, wenn Sie Schwierigkeiten mit dieser Übung haben, mit 10 Wiederholungen, und steigern Sie allmählich auf 40 Wiederholungen. Sie werden sehen, es wird von Woche zu Woche besser gehen. Auch Stauungen in den Beinen werden sich verbessern.

Eine unserer Zusatzuntersuchungen zu dieser Beckenfreiübung ergab, daß nach Erlernen dieser Übung und bei richtigem Stehen Krampfadern (meßbar mittels Thermoelementen, die an den betroffenen Stellen aufgeklebt wurden) deutlich zurückgehen.
Richtig stehen bedeutet, das Becken gerade zu halten und die Knie immer leicht gebeugt zu lassen. Die meisten Menschen jedoch drücken ihre Knie durch, so daß Knie- und Beinmuskulatur (Unter- und Oberschenkel) fast ständig unter Spannung stehen. Sie kippen dabei ihr Becken nach vorne, ziehen also ihr Gesäß ein (als ob sie einen imaginären Schweif einziehen würden). Dies ist eine sehr archaische Reaktion, fast alle Tiere tun das, wenn sie Angst haben. Der Mensch nimmt eine solche Haltung ein, wenn die Streßbelastung für ihn zu groß wird und oft auch, wenn er Angst und Widerwillen vor Sex hat. Gerade diese Haltung aber begünstigt Krampfadern und Stauungen in den Beinen, was wir meßtechnisch beweisen konnten. Eine Operation von Krampfadern sollte daher mit einem Neueinstellen der Körperhaltung verbunden sein. Mit Hilfe eines Biofeedbackgerätes kann der Fachmann und der betroffene Patient eine Körperhaltung suchen helfen, die die Beine entlastet und eine Neubildung von Krampfadern weitgehend unterbindet.
Eine richtige Körperhaltung im unteren Beckenbereich ist wichtig, um mehr Power zu erlangen. Denn der Unterleib, vor allem die Geschlechtsorgane, werden bei einer Fehlstellung des Beckenbereiches schlechter durchblutet, was die Reaktionsfähigkeit des Pc-Muskels stark beeinträchtigen kann.
Auch werden bei einer Verspannung des Beckenbereichs große Mengen von Lebensenergie gestaut, was zwangsweise zu einer Unterversorgung der oberen Körperregionen führt – zu wenig Energie gelangt zum Gehirn. Es fehlt an Power, da die Energie gleich nach ihrer Entstehung am Weiterfließen gehindert wird.
Frauen neigen besonders in der Schwangerschaft durch den großen Bauchumfang dazu, ihre Beckenstellung zu verschieben. Diese Angewohnheit bleibt oft auch noch nach der Geburt des Kindes bestehen, was zu einer Verminderung des Energieflusses und einer damit verbundenen Einschränkung der sexuellen Empfindungen führen kann. Auch hier ist die Beckenfreiübung als Abhilfe zu empfehlen. Wir konnten darüber hinaus bei vielen Betroffenen erkennen, daß bei einer lang anhaltenden Beckenfehlstellung der Pc-Muskel ziemlich geschwächt und teilweise sogar reaktionsunfähig wurde.

Der Orgasmus

Neue Erkenntnisse

Es gibt eine Fülle von erforschten physiologischen (meßbaren) Veränderungen, die während des Geschlechtsverkehrs im Körper auftreten (siehe auch Seite 51 ff., „Der sexuelle Akt"). Die durch die Erregungsphase eingeleiteten und in der Plateauphase bis zu einem bestimmten Aktivitätspunkt gebrachten körperlichen Veränderungen sind: starke Zunahme der Herz- und Atemfrequenz, Absinken des hautgalvanischen Widerstandes, Ansteigen des Blutdruckes, ganz besonders ein Ansteigen der Kopfdurchblutung (vor allem in der rechten Gehirnhälfte) sowie Steigerung der allgemeinen Muskelspannung. Oft kommt es auch zu leichten Kontraktionen der Bauchmuskulatur, der Muskeln im Zwischenrippenbereich und kaum wahrnehmbaren Zuckungen des Pc-Muskels. Diese Aktivitäten des Pc-Muskels entstehen schon sehr oft bevor beim Mann die Erektion beginnt und die Scheide der Frau feucht wird, sie sorgen im allgemeinen für mehr geistige Power und Ankurbelung des allgemeinen Interesses. Sobald sich bei einer Frau der Pc-Muskel mehrmals zusammenzieht, strömt nach jeder Kontraktion Blut in das Vaginalgewebe. Die Vagina wird feucht.

Was die Wahrnehmung dieser inneren Muskelaktivität betrifft, so ist sie bei Frauen und Männern ähnlich. Beide neigen dazu, die winzigen Pc-Muskelkontraktionen, die das Lustempfinden einleiten, nicht zu beachten.

Warum sind aber diese Muskelzuckungen für unser Thema so interessant? Nach unseren Messungen bereiten sie nicht nur den Körper auf den zu erwartenden Lustgenuß vor, sondern die Tätigkeit dieser Muskelpartie wirkt wie eine Pumpstation (ein Kreislauf zwischen Pc-Muskel, Nerven, Hirn und wieder zurück). Hirn, Nerven und Pc-Muskel schaukeln das hirnelektrische Potential auf bis zu dem Punkt, wo ein einziger, nervlicher (sympathikotonischer) Reiz genügt, den Orgasmus auszulösen.

Schon der Amerikaner Alfred Kinsey berichtete 1967 von EEG-Aufzeichnungen bei sexueller Stimulation. Beim Orgasmus zeigen sich sehr langsame (große) Hirnwellen, und das bei sehr hoher Spannung. Aus den EEG-Aufzeichnungen Kinseys geht hervor, daß überwiegend hochkomplizierte Thetawellen unterschiedlicher Frequenz, untermischt von einzelnen Deltawellen (das sind Hirnwellenmuster, die auch bei Euphorien, bei tiefer meditativer Versenkung und bei Freude bei etwa zweijährigen Kindern gemessen werden können),

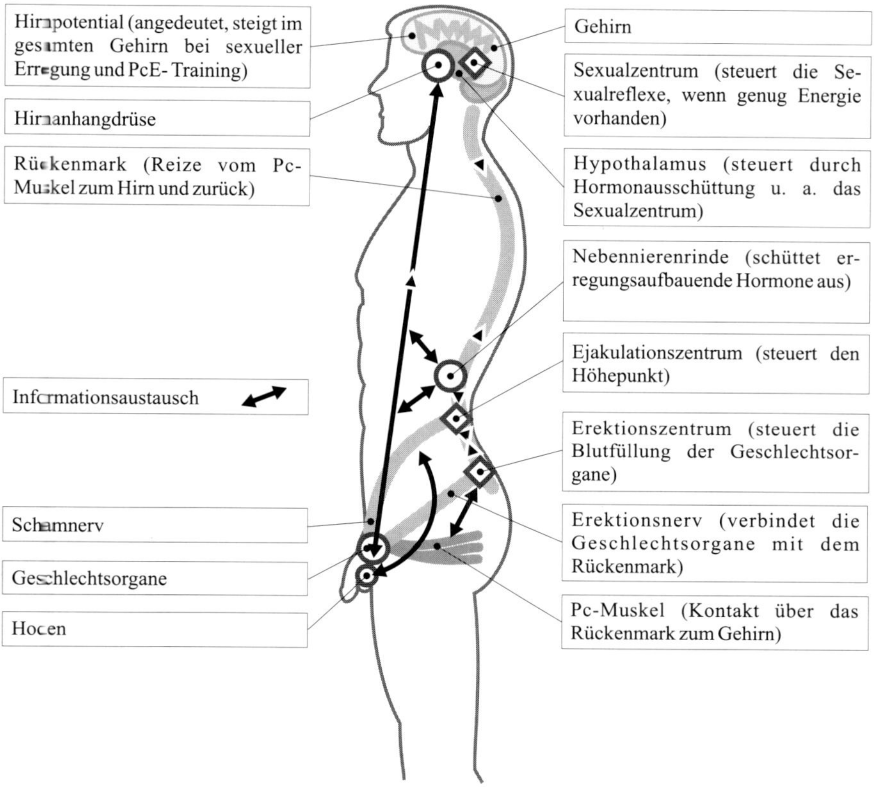

Die Wirkung der Pc-Muskelaktivität im Körper des Mannes

während des Orgasmus auftreten. Diese konzentrieren sich besonders in der rechten Gehirnhälfte, bei Männern wie bei Frauen.
Interessant sind hierzu unsere Beobachtungen von Epilepsiepatienten. Diese zeigten, daß sich bei einem epileptischen Anfall das Hirnpotential (Hirnfeld) depolarisiert (hohe Minuswerte wechseln in Pluswerte), und das innerhalb von Sekunden. Dadurch kommt es zu kurzen oder auch längeren Bewußtseinsausfällen. Manche Frauen verlieren tatsächlich während des Orgasmus kurz das Bewußtsein, oder ihr Bewußtsein ist leicht getrübt. Auch Männern passiert das gelegentlich. Diese Erfahrung ist für den Betroffenen nicht unangenehm. Es kommt im Gehirn zu einem „Reset“, einem „Neustart“ sozusagen. Das heißt nichts anderes, als daß zuerst viel Spannung aufgebaut und dann blitzartig wieder entladen wird. Beim Orgasmus ist dieser Vorgang gewollt, hält sich in zeitlichen Grenzen und ist sogar gesundheitsfördernd.
Bei diesem Abbau von Spannungen werden auch alle Lasten des Tages (Streß,

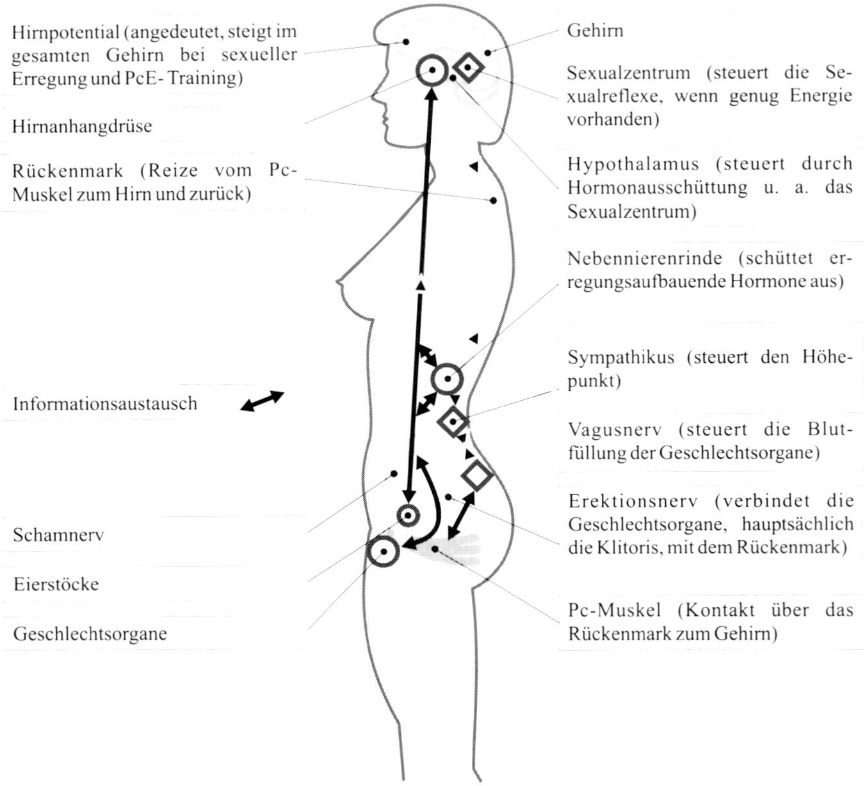

Die Wirkung der Pc-Muskelaktivität im Körper der Frau

Angst . . .) abgebaut. In der Erholungsphase nach dem Orgasmus kommt es zu einem Neuaufbau der normalen Grundspannung.

Untersuchungen von John D. Perry zeigten auch, daß der Orgasmus um so intensiver erlebt wird, je kräftiger der Pc-Muskel ist. Oft folgen gleich mehrere sexuelle Höhepunkte aufeinander, wenn Frauen mit starkem Pc-Muskel wieder stimuliert werden. Die Aktivität des starken Pc-Muskels dürfte das Gehirn über die Nervenbahnen zu besonderen energetischen Höhen treiben, und nur kleine Reize sind dann nötig, um den Orgasmus – oder mehrere – auszulösen.

Zu all diesen Untersuchungen kommt noch eine der letzten Jahre hinzu, die ein Phänomen beschreibt, das die Wissenschaft „low sexual desire“ (LSD), zu deutsch „geringes sexuelles Verlangen“, nennt. Dieses Phänomen haben Forscher vor allem bei jungen Leuten festgestellt. Sie glauben, daß geringes sexuelles Verlangen darauf zurückzuführen ist, daß feste Bindungen, die früh geschlossen werden, schneller abstumpfen. Ein weiterer Grund kann die ständige

Reizüberflutung sein. Dadurch geht die Leidenschaft schneller verloren. Bei Messungen des Hirnstroms erreichten Frauen und Männer im Jahre 1978 beim Orgasmus im Durchschnitt noch den Wert 190, 1994 waren wir bei einem Wert von 170 angelangt. Dabei muß man wissen, daß ein Hirnstrom unter 150 keinen Orgasmus mehr zuläßt.
Hier zeigt sich deutlich, wie wichtig das hirnelektrische Aktivitätsniveau ist. Und daß wir immer mehr zu Abstumpfung neigen und scheinbar immer höhere Reize brauchen, um das zu erreichen, was wir uns erhoffen. Es ist heute nötig, Übungen zu entwickeln, die den körperlichen Zustand, vor allem die Reaktionsfreudigkeit des Pc-Muskels, stärken oder überhaupt erst ausbilden. Er ist ja unter anderem der Hauptenergielieferant für unser Sexualzentrum im Gehirn. Vor allem ist es nötig, Übungen und Trainingstechniken zu erlernen, die eine erhöhte Gehirnaktivität bei sexueller Betätigung garantieren. Gerade hier bietet sich das PcE-Training an.
Bestimmte Atemtechniken können ebenfalls mithelfen, das Sexualempfinden zu verstärken. Es hat sich aber herausgestellt, daß die moderne Sexualtherapie nicht mehr ohne Messung des Gehirnpotentials/Hirnfeldes auskommt. Um eine Überprüfung der sexuellen Hirnerregung durchzuführen, wird das Hirnpotential bei gleichzeitiger Anspannung des Pc-Muskels gemessen und so die energetische Reaktionsfreudigkeit festgestellt. Bei Problemfällen kann dann eine Neukonditionierung des hirnelektrischen Feldes vorgenommen werden, was zumeist 20 bis 30 Biofeedback-Trainingsstunden in Anspruch nimmt.
Nicht zuletzt können mit einem Biofeedbacktest verschiedene Wirkstoffe, wie Geruchsstoffe, ätherische Öle usw., auf ihre Wirksamkeit als Aphrodisiaka, also als Anregungsmittel, überprüft werden.

Enthaltsamkeit

Aus all diesen Erkenntnissen läßt sich ableiten, daß es schädlich ist, sexuelle Enthaltsamkeit zu praktizieren. Denn wird eine Körperfunktion nicht ihrem natürlichen Zweck entsprechend genützt, so entsteht ein Ungleichgewicht, unter dem die körperliche Gesundheit leidet. Eine vor kurzer Zeit durchgeführte Untersuchung an mehr als tausend katholischen Priestern zeigte, daß Prostatakrebs in der untersuchten Gruppe deutlich öfter vorkam als beim Durchschnitt der übrigen männlichen Bevölkerung. Ähnliche Ergebnisse fand man auch bei enthaltsam lebenden Frauen. Hier zeigte sich, daß Erkrankungen von Gebärmutter und Eierstöcken deutlich öfter vorkamen als in der Kontrollgruppe.

Psychische Probleme in der Sexualität

Bei Messungen der psychogenen Hirnfelder konnten wir einen interessanten Effekt feststellen: Wann immer eine (an die Meßgeräte angeschlossene) Person an eine belastende Situation *dachte,* wurden die damit verbundenen unangenehmen Gefühle deutlich sichtbar: durch einen Energieabfall im Gehirn. Gleichzeitig entdeckten wir in den tiefen Schichten der rechten Gehirnhälfte eine uns völlig fremde Art von Bewußtsein. Es kennt keine Zeit, es hat keine Ich-Vorstellung, es ist vergleichbar mit dem Teil des Bewußtseins, das Sigmund Freud „Es" genannt hat. Ich möchte es als *Ursprungs-* oder *Urbewußtsein* bezeichnen.

Offensichtlich existiert es schon bei der Geburt jedes Menschen, erstreckt sich aber zu Anfang des Lebens über beide Gehirnhälften. Im Laufe der gesunden menschlichen Entwicklung zieht es sich sozusagen in die tiefen Schichten der rechten Gehirnhälfte zurück, dorthin, wo ihm die Rezeptoren für die Gefühlserkennung am besten entsprechen. Überdies besteht eine direkte Verbindung zwischen dem Urbewußtsein und den älteren Gehirnteilen, wo Triebe und Instinkte wie Dominanz und Unterwerfung, Verteidigung des Territoriums, Herdentrieb, Jagdtrieb, Balz- und Paarungstrieb, Spielverhalten usw. gespeichert sind. Dort werden auch Gefühle wie Hunger, Durst, Müdigkeit, Schmerz, Angst, Wut, Aggression, Liebe und Trauer registriert. Diese älteren Hirnsektoren leiten Botschaften über das limbische System weiter an das rechtshirnige Urbewußtsein.

Das Urbewußtsein ist also so etwas wie die Basis, die Bühne, auf der das Schauspiel unseres Lebens abläuft. Es hat zu jeder Zelle unseres Körpers direkten, regelnden Kontakt.

Die Bewußtwerdung des Ursprungsbewußtseins

Das Ursprungsbewußtsein hat Zugriff auf sämtliche im Gehirn gespeicherte Informationen und Erfahrungen, allerdings ohne Zeitzuordnung – es sucht

im Lager der gespeicherten Informationen ohne langwieriges Ablaufen irgendeines zeitlichen Rahmens. Das bedeutet: Was einmal als Angst abgespeichert wurde, wird immer wieder als Angst abgerufen, auch wenn Jahre und viele andere Erfahrungen dazwischenliegen. Die Arbeit des rechtshirnigen Bewußtseins und die dadurch hervorgerufenen Reaktionen laufen noch dazu schneller ab als die des linkshirnigen, logischen Verstandes, der erst analysiert und dann entlang einer Zeitspur nach einer bestimmten Information oder Erfahrung sucht. Deshalb kann der logische Verstand gegen das viel schnellere Urbewußtsein nicht viel ausrichten. Das hat seinen Grund, denn dieser Mechanismus hilft uns zu überleben. In Gefahrenmomenten, zum Beispiel, wenn ein Auto auf uns zurast, übernimmt das Ursprungsbewußtsein die Regie und veranlaßt uns, blitzschnell zur Seite zu springen. Würden wir nur der linken Gehirnhälfte folgen, die im Gedächtnis erst chronologisch nach ähnlichen Vorfällen und hilfreichen Reaktionen forschen muß, hätten wir in solchen Augenblicken wenig Überlebenschance.
Doch nicht immer ist das Vordrängen des rechtshirnigen Urbewußtseins wünschenswert. Nehmen wir ein einfaches Beispiel: Ein junger Mann hat bei seinem ersten sexuellen Erlebnis eine unangenehme Erfahrung gemacht. Diese Erinnerung wird jedesmal wieder abgerufen, wenn er mit einer ähnlichen Situation konfrontiert wird. Selbst das bloße Sprechen über sexuelle Themen kann diese negative Erinnerung mit allen unangenehmen körperlichen Begleiterscheinungen (Schwitzen, Rotwerden, Erektionsschwäche bis hin zur Impotenz) auslösen. Mit der Zeit kann dies zu gravierenden psychischen Störungen führen.

Die Flucht des Ursprungsbewußtseins in die Tagtrance

Durch dieses Urbewußtsein verfügt jeder Mensch über einen davon gesteuerten Mechanismus, den er in Schmerz-, Angst- oder anderen Ausnahmesituationen, aus denen es keinen sichtbaren Ausweg gibt, automatisch einsetzt: die Eintrübung des Ichbewußtseins, die wir Tagtrance nennen.
Grundsätzlich ist die Fähigkeit zu einer Tagtrance überlebenswichtig und wahrscheinlich allen höheren Tieren und den Menschen angeboren. Der Zustand, in dem sich der Mensch dann befindet, ist weitgehend identisch mit einer Hypnose, in dem der logische Verstand so gut wie ausgeschaltet ist, einzig und allein das Urbewußtsein regiert und die verschiedenen Informationen aufnimmt –

allerdings völlig unkoordiniert. Diese Informationskomplexe können unlogisch und sogar destruktiv sein (man kennt das aus der Hypnose). Sie werden mit passenden oder auch weniger passenden Emotionen und mit automatisch ablaufenden Programmen aus den alten Hirnteilen verknüpft (etwa mit Angst, Panik, Wut, Haß, Abscheu, Fluchtbedürfnis). Für unseren logischen Verstand fast unerreichbar, werden diese Verkettungen von Informationen und Emotionen in einem Bereich abgespeichert, der wiederum nur dem Urbewußtsein zugänglich ist. Und genau diese (für Außenstehende meist vollkommen unverständlichen) Informationskomplexe sind oft die Hauptursache unserer psychischen Probleme. Aber auch viele körperliche Störungen und Krankheiten haben ihren Ursprung in diesem Mechanismus.
Die ersten Informationsketten dieser Art werden bereits im Kleinkindalter abgespeichert. Vieles erschreckt und ängstigt das Kleinkind; um sich selbst zu schützen, fällt es immer wieder in Tagtrance und wird in diesem Zustand für später programmiert. Viele unserer Probleme beginnen also schon in der Kindheit.
Da das Urbewußtsein ohne Zeit arbeitet, hat alles, was im Kindesalter gespeichert wurde, im Erwachsenenalter die gleiche Gültigkeit. Kommt es später zu einer ähnlichen Situation, wird vom Urbewußtsein wieder eine Tagtrance eingeleitet: Die alten Emotionen werden fühlbar, die früheren Reaktionen laufen wieder automatisch ab.
Diesem Effekt begegnen wir täglich in unserem Institut: Werden zum Beispiel beim Biofeedbacktraining für die trainierende Person belastende Situationen angesprochen und damit Schlüsselreize ausgelöst, verändert sich das psychogene Hirnfeld sofort: Das Gehirnpotential, die Energie im Gehirn sinkt ab, besonders in der linken Hirnhälfte. Der logische Verstand, das Ichbewußtsein verliert an Wachheit, die Person gleitet allein dadurch, daß sie die problematische Situation *anspricht,* in Tagtrance. Selbst Gedanken, Gerüche, Musik, Geräusche können als Auslöser fungieren.

Dieser Zustand der Tagtrance wird subjektiv meist erlebt als:

- Müdigkeit
- Denkfaulheit
- Sprechfaulheit
- körperlicher Trägheit
- Gleichgültigkeit
- Schwere der Glieder
- Zeitverzerrung
- Fremdheitsgefühl
- Schmerzdämpfung

Es hat sich gezeigt, daß der sympathikotonische Typ (siehe Seite 32 f.) nur in letzter Konsequenz in die Tagtrance verfällt, nur dann, wenn es keine Möglichkeit zum Angriff gibt, zur Aggression oder zur Flucht. Der vagotonische Typ hingegen (siehe Seite 33) neigt viel öfter zur Dämpfung. Schon in objektiv leichten Streßsituationen zieht er sich in die Tagtrance zurück und erlebt viel Zeit seines Lebens in einem gedämpften Zustand.
Wie so ein Verhaltensmuster entstehen kann, soll das folgende Beispiel veranschaulichen:
Die fünfjährige Christine kommt ins Schlafzimmer der Eltern, während die beiden sich lieben. Die Mutter, erschrocken und auch ärgerlich, weil sie vergessen hat, die Tür abzuschließen, reagiert heftig und schimpft mit schriller Stimme. Diese Reaktion löst bei der kleinen Christine Angst aus. Sie reagiert instinktiv mit Erschrecken, Weinen und Unsicherheit, bis das Urbewußtsein sie in eine erlösende Tagtrance versetzt und sie damit aus der Angst und möglichen unangenehmen Folgen ihres Handelns befreit. Weil sie so unangenehm war, wird diese Situation bald vom kindlichen Bewußtsein verdrängt, sinkt ab ins Unbewußte, Christine kann sich nicht mehr daran erinnern.
Aber ab diesem Zeitpunkt ruft jede ähnlich klingende schrille Stimme, jede ähnliche Situation (Mann und Frau im Bett) in Christine Angst und Erschrecken hervor, und sie fällt wie damals wieder in eine Tagtrance. Dann ist ihr Ursprungsbewußtsein aufnahmebereit für neue Informationen, die miteinander zu immer umfangreicheren Komplexen verbunden werden. Alle diese Informationen lösen dann die ursprüngliche Angst und das Erschrecken aus, versetzen Christine immer öfter in eine Tagtrance. Dieser Kreislauf von immer mehr negativen Assoziationen, die einander auslösen, zieht schließlich auch körperliche Beschwerden wie Muskelverspannungen, Kopfschmerzen oder eine völlige Unfähigkeit, Sexualität auszuleben, nach sich.

Ein Training kann helfen

Einen Ausweg aus diesem Teufelskreis und den damit verbundenen psychischen, oft sexuellen Problemen kann entweder eine Psychotherapie bringen oder das von uns entwickelte PcE-PNII-Training. Es handelt sich dabei um die Kombination eines Psycho-Neuro-Kybernetik- und Biofeedbacktrainings, mit dessen Hilfe der Betroffene lernt, sich aus der Tagtrance selbst zu erwecken beziehungsweise gar nicht mehr in Tagtrance zu verfallen. Das geschieht durch

gezieltes Bewußtmachen unbewußter Strukturen und durch Umprogrammieren der in Tagtrance entstandenen Problemketten. Was hier so kompliziert klingt, ist im Prinzip ganz einfach: Durch gezielte, steuerbare Energiezufuhr im Gehirn laufen Reaktionen nicht mehr automatisch ab, sondern werden beeinflußbar. Das zu lernen dauert nicht länger als einige Trainingsstunden. Der Betroffene muß seine Ängste und Probleme nicht einmal beschreiben und erörtern, da die Meßgeräte seine Reaktion ja schon dann aufzeichnen, wenn er bloß daran denkt.
In Deutschland, Österreich und der Schweiz stehen für dieses spezielle Training ausgebildete Trainer mit den entsprechenden Meßgeräten zur Verfügung.*

Bei diesen Problemen hilft das PcE-PNII-Training

- bewußte und unbewußte Ängste
- Sexualstörungen
- Depressionen
- Streßbelastung
- Übergewicht
- Magersucht
- zur Unterstützung bei Suchtentwöhnung
- Lernstörungen
- Sprachstörungen
- Gedächtnisstörungen
- streßbedingte Störungen
- Versagensängste

* Die Adressen können über Internet (http:/www.biofeedb.ac.at/) abgefragt werden. Auch das Institut für angewandte Biokybernetik und Feedbackforschung (A-1080 Wien, Josefstädter Straße 72, Tel.: 00 43 1/408 77 36) gibt Auskunft über Trainer in Ihrer Nähe.

Die gemeinsame Lust

Die erogenen Zonen

Die Haut ist, abgesehen von den Genitalien, unser wichtigstes manuell stimulierbares Sexualorgan. Mit fast zwei Quadratmetern ist die Haut unser größtes Organ überhaupt. Ein perfektes System von vier übereinandergelagerten Schichten mit mehr als zwei Millionen Schmerz-, Kälte-, Wärme- und Druckpunkten auf der Gesamtoberfläche sorgt für die zuverlässige Reizaufnahme. Rund 80.000 hochsensible und 640.000 weniger empfindliche Nerven münden unter der Hautoberfläche. Ganz besonders dicht liegen die sensiblen Nervenenden an empfindlichen oder für unseren Tastsinn wichtigen Körperteilen wie Fingerspitzen, Füßen, Lippen und Kopf. Der Volksmund sagt auch: „Das geht mir unter die Haut." Fünf Millionen Nervenzellen jagen elektrische Ströme, ausgelöst durch Berührungsreize, durch den Körper in Richtung Hirn. Ströme die bei einer angenehmen Berührung das „Glückshormon" Oxytocin mobilisieren. Streicheln ist somit eine der besten Streßabbautechniken. Dieser Meinung sind auch die Psycho-Neuro-Immunologen (eine junge Wissenschaft, die sich mit der Auswirkung der Psyche auf unser Immunsystem beschäftigt).

Ohrläppchen

Eine oft unterschätzte erogene Zone ist das Ohrläppchen sowie die benachbarte Halshaut. Die kleine Stelle hinter dem Ohr hat eine direkte Verbindung über den Vagusnerv (Parasympathikus) zum Eingeweidenerv, zum Nackennerv und, wie es aussieht, auch zum Beckenbodenmuskel. Wie alle erogenen Zonen außerhalb der Genitalien ist auch diese bei Frauen viel empfindlicher als bei Männern. Ohrläppchen können sanft betastet, gestreichelt, aber auch geleckt und gesaugt werden. Besonders effektvoll ist das während der Plateauphase, dem „Aufschaukeln", und vor dem Orgasmus, um die Reaktion in den richtigen Zustand zu bringen. Oft kann durch diese Manipulation allein ein Orgasmus ausgelöst werden. Doch sollte auch bei dieser Technik beachtet werden, ob sie dem Partner auch wirklich angenehm ist. Manche Frauen finden das Geräusch von heftigem Atmen unangenehm oder auch ernüchternd, also sollte man hier aufmerksam auf die Reaktion der Partnerin achten. Durch diese Manipulation kann die Durchblutung des Beckens weiter verstärkt werden, was mit einer weiteren Steigerung der Sexualreaktion einhergeht.

Der Nabel

Viele Liebende kennen die Empfindungen, die ausgelöst werden, wenn der Nabel mit den Fingern oder mit der Zunge sanft berührt wird. In der Erregungsphase ist das für viele eine angenehme Verstärkung der sexuellen Erregung.

Die Brust

Daß die Brust – besonders die Brustwarzen – von Mann und Frau lustvoll auf Streicheln und Küssen reagiert, ist sicher jedem bekannt. Doch auch hier gilt es erst zu beobachten, ob diese Liebkosung ankommt. Es gibt Frauen und Männer, die eher nüchtern reagieren, wenn der Partner die Brust stimuliert. Vielleicht sollten Sie zuerst die Brustwarzen Ihres Partners/Ihrer Partnerin nur leicht mit den Fingerspitzen berühren. Wird das als angenehm empfunden, kann man zu zartem Drücken und Küssen übergehen.

Der G-Punkt

Der G-Punkt, der als *die* innerliche erogene Zone gilt, ist ein hochsensibler Punkt mit vielen Nervenenden, Blutgefäßen und Drüsengewebe. Er ist ein seit Jahrzehnten umstrittenes und vieldiskutiertes Thema im Bereich der weiblichen Sexualität.
Fragen, ob es ihn gibt oder nicht, erhitzen die Gemüter von Wissenschaftlern, Ärzten und nicht zuletzt der Frauen selbst. Verunsichert durch die nicht enden wollenden Diskussionen, erregte der G-Punkt zwar viel Aufmerksamkeit, aber in der Praxis fand das Wissen um den G-Punkt zumeist noch keine Anwendung.
Wie auch, wenn bei der Umfrage einer Fernsehstation nur etwas mehr als 21 Prozent der befragten Männer wirklich wußten, wo die Klitoris sitzt und diese auch beschreiben konnten! Wie viele werden dann wohl über den G-Punkt Bescheid wissen?
Ich kann Sie beruhigen, es gibt ihn, er ist tastbar, meßbar und wurde von vielen Gynäkologen und Sexualwissenschaftlern in den letzten Jahren erforscht.

Wo und wie man den G-Punkt findet

Der G-Punkt wurde 1950 von dem deutschen Gynäkologen Ernst Gräfenberg als erogene Zone entdeckt und beschrieben.
Der G-Punkt liegt unmittelbar hinter dem Schambein an der Vorderwand der Vagina (siehe Grafik S. 104). Normalerweise liegt er etwa in der Mitte zwischen der Rückseite des Schambeines und dem vorderen Teil des Muttermundes. Sein Durchmesser beträgt etwa 1,5 cm. Im Gegensatz zur Klitoris, die aus dem sie umgebenden Gewebe herausragt, liegt der G-Punkt tief in die Wand der Vagina eingebettet. Man muß einen festeren Druck ausüben, um den G-Punkt im ruhenden Zustand ausfindig zu machen.
Am leichtesten gelingt dies mit ein oder zwei Fingern, die gegen die vordere Innenwand der Vagina gedrückt werden (siehe Grafik). Bei vielen Frauen ist dieser Punkt hochsensibel, aber nicht alle finden ihn leicht.
Wird nun diese bewußte Region durch die Finger, einen speziellen Massagestab oder auch durch den Penis gereizt, schwillt der Punkt fühlbar an, und viele Frauen erleben schließlich einen starken Orgasmus, der ganz anderes als ein klitoraler ist. Denn erstens empfinden sie ihn „tief in sich", zum anderen kann es zum Ausstoßen von mehr oder weniger Flüssigkeit kommen (was Wissenschaftler auch als „Ejakulation der Frau" bezeichnen).
Die Stimulierung des G-Punktes kann in manchen Fällen (anfänglich) zum Gefühl eines starken Harndranges führen, auch wenn die Blase vollkommen leer ist. Sie sollten dieses Gefühl einfach ignorieren. Wenn Sie nämlich den vermeintlichen Harndrang unterdrücken oder blockieren, verhindern Sie hiermit auch den Orgasmus.
Viele Frauen haben es gerne, wenn ihre Klitoris ganz sanft stimuliert wird. Damit aber die Stimulierung des G-Punktes angenehme Gefühle hervorruft, muß zumeist ein festerer, kräftiger Druck ausgeübt werden.
Eine Frau kann ihren G-Punkt selbst finden, indem sie in die Hocke geht. Sie sollte zuvor vielleicht die Blase entleeren, damit sie bei einem etwa auftretenden Harndranggefühl nicht irritiert ist. Zuerst sollte mit einer Hand von außen, unmittelbar oberhalb des Schambeines auf den Unterleib gedrückt werden. Mit den Fingern der anderen Hand tastet man nun die Vorderwand der Vagina ab, dabei muß ein fester Druck nach oben ausgeübt werden. Wenn der G-Punkt so gefunden und auch stimuliert wird, schwillt er an.
Wahrscheinlich fühlt er sich etwas rauh, schwammig, in der Größe einer kleinen Bohne an. Die meisten Frauen verspüren dann in ihrem Inneren eine deutliche Unruhe und Erregung, die aber sofort nachläßt, wenn die Finger keinen Druck mehr ausüben. Natürlich kann der G-Punkt leichter durch einen Partner gefunden werden.

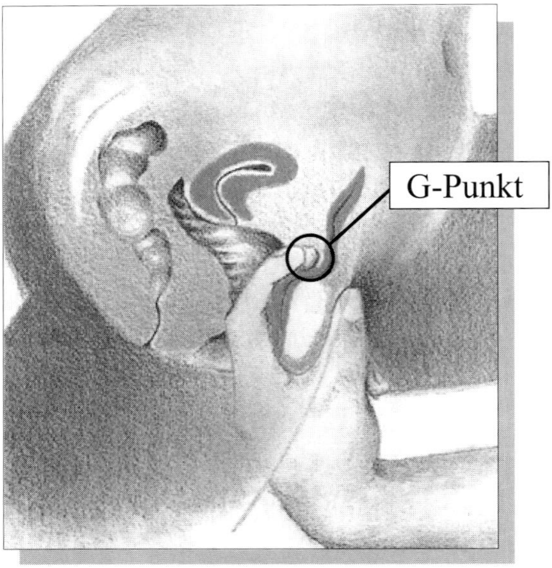

Der G-Punkt

Will eine Frau den G-Punkt zusammen mit ihrem Partner entdecken, dann geht dies am einfachsten, wenn sie sich dabei mit gespreizten Beinen auf den Bauch legt und das Becken leicht anhebt. Der Partner sollte mit seinem Handteller von außen leicht auf den Bauch drücken, dann sollte er zwei Finger vorsichtig in die Vagina einführen und die Vorderwand abtasten (Zentimeter um Zentimeter, mit etwas festerem Druck). Wenn die Frau dabei ihr Becken leicht bewegt, damit er besser an die Stelle herankommt, sollte der Punkt schnell gefunden werden können. Natürlich ist es dabei nötig, dem Partner zu sagen, was guttut.

Beim Geschlechtsverkehr ist jede Stellung, in der beständiger Druck auf die vordere Innenwand der Vagina ausgeübt wird, für den G-Punkt stimulierend (siehe Grafik). Positionen, bei denen die Frau oben ist, sind besonders gut geeignet, weil dabei die Tiefe des Eindringens von der Frau kontrolliert werden kann.

Bei der Stimulierung des G-Punktes lassen sich (bei dafür empfänglichen Frauen) alle Phasen der körperlichen Veränderung beobachten, die auch bei der klitoralen Stimulation auftreten, doch zumeist sind die Reaktionen schneller und intensiver. Eine energische und regelmäßige Stimulierung dieses empfindlichen Zentrums führt dann zu einem Stadium von Spasmen (Krämpfe) der Vagina, das in einem oder mehreren intensiven Orgasmen gipfelt.

Seit der Entdeckung des G-Punktes kennen wir nun zwei hochsensible Nervenzentren – die Klitoris und den G-Punkt –, die den Orgasmus der Frau hervorrufen können. Beide Zentren sind von großer Bedeutung, Sie sollten beide in Ihren Liebesakt einbeziehen. Viele Frauen bevorzugen die eine oder andere Stimulation. Nur Sie selbst können wissen, was Ihnen besser gefällt. Doch fest steht, daß viele Frauen, die durch eine Stimulation der Klitoris nicht oder nur schwer zum Orgasmus kommen, durch eine Stimulation des G-Punktes einen Höhepunkt erreichen können. Oft genügt es auch, beim Geschlechtsverkehr eine Körperhaltung einzunehmen, die den G-Punkt besser reizt, oder auch eine Haltung, die eine Reizung von G-Punkt und Klitoris gleichzeitig ermöglicht. Das muß jeder selbst herausfinden.

Berühren als sexuelle Kommunikation

Statt zu sagen, was Sie gerade möchten, können Sie auch einmal Ihre Hand auf die Hand des Partners legen und sie zu der Stelle führen, wo Sie gerne berührt werden wollen. Sie sollten immer sensibel reagieren, den Bewegungen des Partners entgegenkommen, wenn Sie ihm signalisieren wollen, daß Ihnen etwas gut gefällt.

Verzögerung der Ejakulation

- Die bekannteste Methode ist die sogenannte Drucktechnik. Will man den Orgasmus beim Mann verzögern, so kann man bei dieser Technik den Penis unterhalb der Eichel 10 bis 15 Sekunden lang fest drücken, das hält – wird es richtig gemacht – die Ejakulation zurück. Diese Technik kann mehrmals während eines Aktes, entweder vom Mann selbst oder von seiner Partnerin, wiederholt werden.
- Eine andere Möglichkeit, die vorzeitige Ejakulation zu vermeiden, ist, mit den Bewegungen innezuhalten, sobald sich der Mann dem Höhepunkt nähert.
- Eine weitere Technik ist, den Pc-Muskel (siehe Seite 80 ff., „Pc-Muskeltraining“) mehrmals langsam anzuspannen und wieder zu entspannen.
- Eine andere Methode besteht darin, während des Geschlechtsverkehrs festen Druck auf den Prostatabereich – das ist die Stelle zwischen Penis und Anus –

auszuüben. Oder atmen Sie tief und ruhig; dabei sollten Sie besonders langsam ausatmen und die gedankliche Aufmerksamkeit kurzzeitig verlagern.

- Da die Hoden vor dem Orgasmus nach oben in Richtung Becken gehoben werden, verhindert eine Gegenbewegung durch sanftes Ziehen den Orgasmus. Versuchen Sie aber nicht, den Orgasmus zu stoppen, wenn er bereits eingesetzt hat – es wäre sinnlos.

Jede Kombination dieser Techniken kann bei der sexuellen Vereinigung angewendet werden. Manchmal ist es für den Mann von Vorteil, diese Techniken beim Masturbieren auszuprobieren, um die nötige Sicherheit zu erlangen und die richtige Technik für sich herauszufinden.

Beschleunigung des Orgasmus

- Bei der Frau z. B. durch Küssen der Ohrläppchen.
- Durch Zusammenziehen und Entspannen des Pc-Muskels. Das bringt beide fast immer zum Höhepunkt.
- Stellen Sie die Füße auf, das lockert und fördert die Durchblutung des Beckens, dadurch kommt es leichter zum Orgasmus. (Dies gilt für Mann und Frau, hängt allerdings von der Stellung ab.) Ein weiterer wichtiger, mit vielen Nervenenden ausgestatteter sensibler Punkt ist bei vielen Frauen der Damm, der Raum zwischen Scheide und After, der bei manchen Geburten eingeschnitten wird (Dammschnitt). Wenn das geschehen ist, kann es zu einer Desensibilisierung dieses Bereiches kommen. Viele Frauen erhalten den letzten Impuls zum Orgasmus erst durch ein zusätzliches zartes Streicheln der Dammgegend.
- Der folgende Tip gilt für sie und ihn. Er basiert auf der Erkenntnis, daß Lust und Schmerz dicht beieinander liegen (sowohl bei Lust als auch bei Schmerz steigt das Gehirnpotential – also die Energie im Gehirn – stark an). Wenn der Erregungszustand schon sehr hoch ist (Plateauphase) und der weibliche oder männliche Orgasmus erwünscht, so kann ein leichter (!) Biß in Schulter oder Hals, ein leichtes Kneifen oder Kratzen den ersehnten Orgasmus auslösen. Diese Art der Stimulationsverstärkung zeigt am ehesten bei vagotonischen Menschen (siehe Seite 33 f., „Streßtyptest") Erfolg. Auch hier ist das Erkennen, ob diese Technik erwünscht ist oder nicht, sehr wichtig.
- Die richtige Körperstellung kann den Orgasmus beschleunigen.
- Oft hilft ein richtiges Aphrodisiakum oder ein aktivierendes Duftöl, um den Orgasmus eines „langsamen" Partners zu beschleunigen. Dabei sollte aber

darauf geachtet werden, daß es Wirkstoffe für Vagotoniker und Wirkstoffe für Sympathikotoniker gibt. Vielleicht probieren Sie einmal das eine oder andere Rezept aus diesem Buch (siehe Seite 108 ff., „Aphrodisiaka“, und Seite 123 ff., „Ätherische Öle“).

Aphrodisiaka

Wenn Sie mit Ihrem Sexualleben unzufrieden sind, nutzen Sie die aphrodisierenden (den Geschlechtstrieb und das Geschlechtsempfinden steigernden) Wirkungen der folgenden Substanzen und pflanzlichen Wirkstoffe.
Bei der Anwendung dieser natürlichen oder als Nahrungsergänzung anzusehenden Stoffe ist es absolut notwendig, vorerst die Tests aus diesem Buch durchzuführen. Nur wenn Sie wissen, welcher Nerventyp Sie sind (Vagotoniker oder Sympathikotoniker, siehe Seite 31 ff.), welcher Hirntyp Sie sind (Links- oder Rechtshirntyp, siehe Seite 16), können Sie die richtigen Stoffe, die Ihnen weiterhelfen, finden.

Bei schlechter Durchblutung und Potenzproblemen

Zahlreiche Menschen schwören auf sogenannte Aphrodisiaka, welche auf dem freien Markt erhältlich sind. Dabei spielt der jahrhundertealte Glaube, daß bestimmte Pflanzenextrakte und Vitamine auf das Sexualleben positiv einwirken, eine große Rolle. Ich möchte am Anfang dieser Beschreibung aphrodisierender Stoffe die aus der Volksmedizin bekannte **Yohimbinrinde** bzw. das **Yohimbinextrakt** vorstellen.
Pharmakologische Tests belegen die spezielle Wirkung der Yohimbinrinde als präsynaptischen Blocker von Alpha-2-Rezeptoren, d. h., der Wirkstoff der Yohimbinrinde dämpft die sympathikotonische Reaktion.
Klinische Studien, einschließlich phallographischer Untersuchungen (Untersuchungen der Erektionsfähigkeit), lassen erkennen, daß Yohimbinpräparate eine wirklich aphrodisierende Wirkung entfalten können. Eine Arbeitsgruppe von Medizinern hat in den letzten Jahren zahreiche gut dokumentierte Ergebnisse vorgelegt, in denen klar zu erkennen war, daß die Yohimbinpräparate bei psychogener Impotenz in vielen Fällen zu einer wesentlichen Besserung führten.
Gerade im Bereich der Erektionsstörungen zeigten die Präparate eine etwa 50prozentige Erfolgsquote. (Yohimbinpräparate gibt es in Apotheken. Fragen Sie Ihren Arzt, ob Ihnen solch ein Präparat helfen kann.)

Die Yohimbinrinde kommt aus Afrika, aus Kamerun. Dort verwendeten vor allem Häuptlinge eingeborener Stämme einen Aufguß aus pulverisierter Rinde und Blättern des Yohimbinbaumes, um sich sexuell zu stärken. Der Hauptwirkstoff des Baumes ist das Indolalkaloid Yohimbin. Der aphrodisierende Effekt resultiert daraus, daß es eine Erweiterung der Gefäße der Geschlechtsorgane (bei Mann und Frau) und damit eine stärkere Durchblutung bewirkt.
Die Yohimbinrinde wird auch von einigen Südafrikanern genossen (als Rindenaufguß). Bei einem längeren Südafrikaaufenthalt wurde mir dieser Wirkstoff von einem afrikanischen Medizinmann als hochwirksam vorgestellt.
Ein weiterer Wirkstoff, der vor allem auf die Durchblutung des Bauchraumes, des Unterleibes und des Genitalbereiches wirkt, aber mit Sicherheit weniger intensiv ist, ist die **Ingwerwurzel.** Auch Ingwer ist wegen seiner durchblutungsfördernden Eigenschaften schon zu Nostradamus' Zeiten (dieser verschrieb Ingwer gerne als Aphrodisiakum) bekannt geworden. Ingwer kann, richtig angewendet, bei manchen Menschen richtige Hitzegefühle im Beckenbereich hervorrufen. Bauch und Unterleib werden geradezu schlagartig besser durchblutet und somit die Tätigkeit aller betroffenen Organe angekurbelt. Dies kann durch Durchblutungs- und Temperaturmessungen leicht festgestellt werden. Viele Impotenzfälle und auch sexuelle Gefühlskälte (das Wort kommt gar nicht so von ungefähr) können durch Ingwerpräparate und -essenzen verbessert werden.

Ingwertee

Bereiten Sie einen Aufguß aus 1 g Ingwerwurzeln auf 100 ml Wasser zu. Die kleingehackten Wurzelstücke mit der angegebenen, abgekochten Wassermenge übergießen, 5 bis 10 Minuten zugedeckt ziehen lassen, dann abseihen. Nach dem Essen eine Tasse trinken.

Ingwertinktur

Geben Sie 20 g kleingehackte Ingwerwurzeln und etwas Alkohol in ein Glas mit Deckel. Lassen Sie die Tinktur etwa 5 bis 10 Tage lang stehen. Das Gefäß sollte aber hermetisch verschlossen sein. Schütteln Sie das Lagergefäß von Zeit zu Zeit.
Nach 10 Tagen wird das Ganze durch ein feines, sauberes Tuch oder einen Kaffeefilter gegossen. Nehmen Sie von der so entstandenen Tinktur nach den Mahlzeiten oder 1 Stunde vor dem Geschlechtsverkehr zwei Teelöffel in einem Viertelliter Wasser aufgelöst zu sich.
Zwei bis drei Tropfen ätherisches reines Ingweröl auf einen Teelöffel 70- oder

96prozentigen Alkohol in heißem Wasser aufgelöst, erfüllt denselben Zweck. Frauen im Senegal helfen mit zerstoßenen Ingwerwurzeln ihren Männer, die nachlassende Potenz wieder anzuregen.

Nehmen Sie **Vitamin-B_5-Niacin** als zusätzliche Vitamingabe zu sich. Vitamin B_5 hat eine durchblutungsfördernde Wirkung. Neben seiner konzentrationssteigernden Wirkung wirkt es auch mental anregend. Die bei Niacin-Einnahme auftretende Hautrötung (durch die verstärkte Durchblutung) ist völlig harmlos und sogar erwünscht, da sie auch die Histaminausschüttung anregt. Die anfängliche Dosis liegt bei 50 bis 100 mg und kann auf 2000 mg (Sie lesen richtig) gesteigert werden. Sie sollten diese hohe Dosis innerhalb von nur zwei Tagen zu sich nehmen. Schulmedizinische Untersuchungen zeigen, daß Dosen über 100 mg/Tag bei manchen Menschen Gefäßerweiterungen, Juckreiz und Kopfschmerzen hervorrufen können. Nobelpreisträger Linus Pauling schlägt in seinem „Langlebigkeitsrezept“ eine Dosis von 100 bis 800 mg Niacin vor. Sie bekommen Niacin als Pulver in Apotheken.

Langlebigkeitsrezept nach Pauling

Wenn Sie dem Alterungsprozeß vorbeugen wollen, nehmen Sie jeden Tag
2–10 g Vitamin C
400–800 mg Vitamin E
100–800 mg Vitamin-B_5-Niacin

Anregende Stoffe (für den Vagotoniker)

Taurin: Die wichtigste Aufgabe des Taurins im Gehirn und in den Muskeln besteht darin, für die Stabilisierung der Nervenzellenmembranen zu sorgen. Das verhilft den Nervenzellen zu einer höheren elektrischen Stabilität. Taurin ist in manchen Energiedrinks enthalten. Es muß auf dem Etikett angegeben sein.

Koffein: Wirkt vor allem bei Leuten, die wenig Kaffee oder Tee trinken, leicht aktivierend.

Kardamom: Das ätherische Öl des Kardamoms hat in erster Linie eine stimulierende Wirkung auf das Nervensystem und ist somit als Aphrodisiakum (bei Vagotonikern) wirksam. In vielen arabischen Ländern wird Kardamom dem

Kaffee zugesetzt, um die stimulierende Wirkung des Koffeins zu erhöhen. Kardamom gibt es überall dort, wo es Gewürze zu kaufen gibt.

Quassia Aroma: Verwendet wird das sehr bittere Holz des Quassiabaumes.

Quassiatinktur

2 g Quassiaholz pro 100 ml Marsalawein 10 Tage ansetzen, dann filtern. Ein kleines Gläschen oder 2 Eßlöffel vor der Mahlzeit eingenommen, regt die Aktivität der weiblichen Geschlechtsorgane an. Es ist vor allem bei Frauen mit geringem sexuellem Interesse zu empfehlen (starke Vagotonie, gestörter Energiefluß im Beckenbereich). Schwangere Frauen sollten das Quassiaholz meiden, da es leichter zu Uteruskontraktionen kommen kann. Die Dosierung nicht überschreiten!

Der gleiche Effekt kann mit **Zimtrinde** erreicht werden. Es kommt bei Einnahme einer Zimtrindentinktur zu erhöhter Atemfrequenz, schnellerem Herzschlag und bei Frauen eventuell zu leichten Kontraktionen der Uterusmuskulatur. Zimtrinde wirkt im allgemeinen sehr anregend.

Zimtrindentinktur

20 g Zimtrinde pro 100 ml 70prozentigen Alkohol (Weingeist) 8 bis 10 Tage ansetzen. Danach die Flüssigkeit filtern. Tropfenweise in ein Glas einfüllen und nach dem Essen nicht mehr als 5 bis 10 Tropfen einnehmen.
Vorsicht! Schwangeren ist die Einnahme der Zimttinktur untersagt.
Vorsicht ist im allgemeinen empfehlenswert; probieren Sie anfangs besser eine geringe Dosierung, also weniger Tropfen, aus. Steigern Sie lieber das Quantum nach und nach, im Abstand von einigen Stunden, um auf die persönliche Dosierung zu kommen. Das gilt bei allen Wirkstoffen.

Die anregenden und aphrodisierenden Stoffe für den Vagotoniker könnten noch seitenweise fortgesetzt werden. Auf Seite 123 ff., „Ätherische Öle“, werden auch noch weitere Stoffe und Rezepte angeführt, die anregend wirken.
Hier noch einige Pflanzen, die als bekannte Aphrodisiaka gelten:
Muskatnuß, Bohnenkraut, Salbei, Vanilleschoten und **Ginsengwurzel.**

Entspannende Stoffe (für den Sympathikotoniker)

Magnesium

Hilft den Nervenzellen bei zuviel Streß, bei Nervosität und Überspannung (auch vorbeugend). In Kapsel- oder (Brause-)Tablettenform in der Apotheke erhältlich.

Lezithin

Hilft bei Übererregung und Nervosität auch vorbeugend. Erhältlich in Apotheken und Reformhäusern.

Zaubernuß

Ein ganz besonders interessanter Wirkstoff ist in den Blättern der Zaubernuß enthalten. Eine Tinktur aus Zaubernußblättern wirkt auf den Blutdruck normalisierend und auf den Genitalbereich (vor allem auf den weiblichen) abschwellend und somit entspannend. Hilfreich auch bei Beschwerden in der Menopause. Diese Tinktur sollte nur mit Rücksprache eines Arztes Anwendung finden.

Basilikum

Wirkt beruhigend auf das Nervensystem, hilft bei Übererregung.
Teeaufguß: 1 bis 2 Teelöffel getrocknetes Basilikumkraut in 1 Tasse kochendes Wasser geben und etwa 1 bis 2 Stunden vor dem Geschlechtsverkehr trinken.

Kamille

Wirkt beruhigend auf das Nervensystem.
Teeaufguß: 3 Teelöffel Blütenköpfe auf 1 Tasse kochendes Wasser. 10 Minuten zugedeckt ziehen lassen. Gleich trinken.

Majoran

Entspannend, leicht blutdrucksenkend, hilft oft auch bei Migräne und Ängstlichkeit.

Teeaufguß: ½ bis 2 Teelöffel auf 1 Tasse heißes Wasser, 10 Minuten zugedeckt ziehen lassen. 2 bis 3 Tassen können täglich davon getrunken werden.

Melisse

Wirkt leicht beruhigend, regt aber die Gehirntätigkeit an. Z. B. bei Menschen mit schnellem Herzschlag und Neigung zu Depressionen ist ein Teeaufguß eventuell die richtige Art, sich wieder positiv zu stimmen.
Teeaufguß: 1 bis 4 Teelöffel Melissenkraut auf 1 Tasse kochendes Wasser. 10 Minuten zugedeckt ziehen lassen.

Junge Männer, aber manchmal auch Frauen im Alter zwischen 17 und 30 Jahren leiden zuweilen unter permanent erhöhter sexueller Erregbarkeit. Möchten Sie Ihre übermäßigen Lustgefühle unter Kontrolle bringen?

Tee gegen sexuelle Übererregung

Lassen Sie sich in der Apotheke folgende Teekräuter mischen:
1 Teil Enzian
1 Teil Schwertlilienwurzel
3 Teile Dostkraut
4 Teile Johanniskraut
5 Teile Hopfen
5 Teile Baldrianwurzel
Geben Sie 1 bis 2 Eßlöffel von dieser Mischung (die gut vermengt werden sollten) in heißes Wasser. Lassen Sie den Ansatz nun 1 Stunde lang zugedeckt stehen. Danach die Mischung 1 bis 2 Minuten aufkochen lassen, 10 Minuten ziehen lassen, abseihen oder filtern. Davon 2 Tassen pro Tag trinken, am besten morgens und abends. Eine solche Teekur sollte 3 bis 4 Wochen dauern. Bei Bedarf wiederholen.

Tee gegen innere Verkrampfung

Lassen Sie sich in der Apotheke folgende Teemischung zusammenstellen:
5 Teile Basilikum
4 Teile Baldrianwurzel
2 Teile Thymian
4 Teile Melisse
2 Teile Königskerze
1 Teil Kamille

Übergießen Sie 1 1/2 Eßlöffel dieser Mischung mit 1/4 l kochendem Wasser. Etwa 1 Minute aufkochen, danach 1 Stunde zugedeckt ziehen lassen, abseihen, filtern. Mit etwas Honig süßen. In der ersten Zeit drei Tassen pro Tag davon trinken. Eine Teekur sollte etwa 3 Wochen dauern. Bei Bedarf wiederholen.

Diese Tees sind alle von entspannender Wirkung und sind auf alle Fälle einem erhöhten Alkoholgenuß vorzuziehen. Viele Sympathikotoniker neigen nämlich dazu, ihre Übererregung mit Alkohol zu dämpfen. Alkohol, besonders Bier – wegen seines hohen Hopfenanteiles – wirkt auf die meisten Menschen in größerer Dosis sedierend (siehe Seite 149 f., „Sex und Bier“).
Natürlich könnte auch diese Liste von entspannenden Präparaten, Teemischungen und Wirkstoffen weitergeführt werden. Jeder gute Naturarzt, Ganzheitsmediziner, Kräuterfachmann oder Heilpraktiker kann Ihnen viele weitere Wirkstoffe nennen oder auch Rezepte für Sie zusammenstellen.
Unsere Untersuchungen am Institut für Wirkstoffanalyse haben gezeigt, daß es hochwirksame natürliche Wirkstoffkombinationen gibt, die eine schnelle (innerhalb von Minuten) einsetzende Wirkung auf das Nervensystem und somit auch auf das Sexualleben haben.
Wir haben z. B. mit Hilfe der Biofeedbackmeßtechnik einen Entspannungsspray entwickelt, der es ermöglicht, sich bei zu hoher Aktivität des Sympathikus schnell und wirksam zu entspannen. Einige Spritzer davon in die Mundhöhle gesprüht genügen, und sofort breitet sich ein angenehmes Gefühl der Entspannung aus. Leider sind die Rezepturen für solche Sprays zu kompliziert (vor allem die Herstellung), so daß sie hier nicht angeführt werden können. Auf Seite 123 ff., „Ätherische Öle“, werden Sie noch weitere entspannende sowie sexuell anregende Stoffe kennenlernen, die Sie selbst anwenden können.

Der „sexte“ Sinn

Die Liebe auf den *ersten Blick* hat Konkurrenz bekommen. Neueste Untersuchungen zeigen: Ein anderes Sinnesorgan entscheidet mit, ob z. B. ein Mann auf eine Frau anziehend wirkt oder nicht. Der *Geruchssinn,* unser fünfter Sinn, steht direkt mit dem Gehirn in Verbindung, er erreicht unmittelbar die seelischen Bereiche (limbisches System) und wirkt auf die Steuerzentren für alle grundlegenden Lebensvorgänge (Hypothalamus, Hypophyse). Trotz der zumeist geringen Beachtung, die wir ihm schenken, ist er der leistungsfähigste der fünf Sinne, schon einige wenige Moleküle genügen, um ihn wachzurufen.
Täglich wird der moderne Mensch mit Gerüchen geradezu bombardiert, die er nicht immer bewußt wahrnimmt, die aber dennoch seine Stimmung, sein Verhalten und vor allem auch seinen körperlichen Zustand beeinflussen. Wenige Moleküle genügen, um unsere Reaktionen zu verändern. Die Reaktionsfähigkeit des Geruchssinns ist um 0,5 Sekunden schneller als die Wahrnehmung von Schmerz- oder Hörreizen.
Doch warum bezeichne ich den Geruchssinn in diesem Buch als den „sexten“ Sinn? Ganz einfach: Kein anderer Sinn kann so intensive Gefühle in uns wachrufen wie unser Geruchssinn. Der Riechnerv, der von der Nase ins Gehirn führt, zieht direkt – und, wie schon gesagt – ohne Umweg über unser Bewußtsein, über unsere Denkfunktion und ohne Zensur in unser sexuelles Lustzentrum. Dieses Lustzentrum arbeitet nach dem relativ simplen „Entweder-oder-Prinzip“. Entweder ist uns ein Geruch angenehm oder unangenehm. „Hedonische Qualität“ nennen die Psychologen dieses Charakteristikum der Geruchswahrnehmung. Gerüche werden unterschiedlich empfunden. Daß wir auf Gerüche entweder mit Anziehung oder Ablehnung reagieren, hat einen plausiblen Grund: So entscheidet z. B. die Nase, ob Nahrungsmittel noch genießbar sind. Längst wären wir schon als Gattung ausgestorben, wenn uns nicht schon immer vor fauligem Fleisch oder verdorbenen Eiern geekelt hätte. Aber auch als Warnsystem war und ist der Geruchssinn nicht wegzudenken. Feuer- bzw. Rauchgeruch warnen uns oft schon lange vor dem Geschehen und helfen uns, rechtzeitig eine richtige Reaktion zu setzen. Jeden anderen Sinn können wir zumindest zum Teil willentlich steuern. Mit den Augen können wir schielen oder in eine andere Richtung sehen. Wir können die Ohren zuhalten, verstopfen und unsere Aufmerksamkeit auf ein anderes Geräusch lenken. Einem widerlichen Geruch aber können wir auf Dauer nur durch Flucht entgehen. Ein angenehmer Duft

zieht uns beinahe magisch an. Wir wollen der Quelle des guten Aromas näherkommen.
Die Lust ist prompt zur Stelle, wenn uns wunderbare Düfte um die Nase wehen. Jeder von uns kennt das einfache, aber automatische Reaktionsmuster: Wir gehen auf der Straße, und plötzlich riechen wir unsere Lieblingsspeise. Sofort entsteht ein verstärkter Speichelfluß und oft sogar ein Hungergefühl, vor allem aber entsteht ein Lustgefühl.
Wie unsere Reaktionen auf Gerüche ausfallen, entscheiden unsere früheren Riecherfahrungen, die im sogannten „Riechgedächtnis" in der Großhirnrinde gespeichert sind. Treffen wir nun auf einen altbekannten Geruch, so werden damit all die Gefühle unbewußt wiedererweckt, die wir empfanden, als uns dieses spezielle Aroma, diese Duftmoleküle zu einem früheren Zeitpunkt reizten. Der Geruch von frischem, warmem Lebkuchen und gebratenen Äpfeln vermag die Stimmung von längst vergangenen Weihnachten mitten im September herbeizuzaubern. Der Geruch von Himbeeren wiederum kann für Sekunden Bilder aus unserer Kindheit vor unserem inneren Auge entstehen lassen. Der Geruch des geliebten Menschen erinnert an zärtliche Stunden. Doch menschliche Gerüche empfinden wir nicht immer als angenehm. Ein schlecht riechender Kinonachbar kann uns den Spaß am Film verderben. Daß er sich länger nicht gewaschen hat, kann nicht der einzige Grund dafür sein, daß wir ihn nicht riechen können. Auch der eigene Partner „riecht" gelegentlich, trotzdem ist er uns nicht unangenehm oder widerwärtig. Nun stellt sich die Frage: Finden wir den Geruch eines lieben Menschen oder Partners so angenehm, weil wir diesen Menschen mögen oder lieben?
Oder ist es umgekehrt: Spielt unsere Nase schon beim Zeitpunkt des Kennenlernens eine einflußreiche Rolle? Entscheidet unsere Nase also bei der Partnerwahl mit? Diese Frage muß ich mit einem eindeutigen Ja beantworten. Schon Babys im Alter von zwei Tagen können ihre Mutter am Geruch erkennen. Ein Stück Stoff, das die Mutter auf der Haut getragen hat, erkennt das Baby; es wendet seine Nase der Duftquelle zu und beruhigt sich schnell. Bekannte, angenehme Gerüche werden von uns als positiv gewertet. Sie beruhigen, entspannen oder erregen uns manchmal auch angenehm. Unbekannte Gerüche machen uns wachsam oder sind uns zuwider. Da es keinen Umweg der Wahrnehmung eines Geruches über unsere Großhirnrinde gibt, müssen wir davon ausgehen, daß uns Gerüche viel stärker manipulieren, als es uns bewußt ist (weil der Geruchssinn unseren logischen Verstand, unser Bewußtsein umgeht).

Die Nase als Kommunikationsorgan

Im Tierreich ist die Nase durch den Geruchssinn das Kommunikationsorgan Nummer eins. Ob Nahrungsquelle, Partnerfindung und Vermehrung, sozialer Rang in der Gruppe und Revierabgrenzung, fast alle wichtigen Signale werden über den Geruch vermittelt. Jüngste wissenschaftliche Erkenntnisse zeigen auch, daß die Begegnung von Ei und Sperma das Ergebnis einer Geruchskommunikation ist. Dr. Marc Pavmetier von der Freien Universität in Brüssel und seine Kollegen haben festgestellt, daß die Samenfäden die gleiche Art Geruchsrezeptoren enthalten, die es der Nase erlauben, Geruchsstoffmoleküle wahrzunehmen, zu riechen. Ein wissenschaftliches Team vom Southwestern Medical Center in Dallas unter der Leitung von Dr. Garbers beschreibt in einer kürzlich veröffentlichten Feststellung, daß das fruchtbare Ei ein Sekret ausscheidet, von dem das Sperma unwiderstehlich angezogen wird. Dies läßt vermuten, daß das Sperma dem fruchtbaren Ei entgegenschwimmt, indem es dem Geruchsmolekül des Eisekretes folgt.

Das wiederum bedeutet: Unsere ganze Existenz ist geruchsgesteuert, von der allerersten Sekunde unserer Entstehung an!

Dr. Susan Schiffmann, Professor für medizinische Psychologie am Medical Center der Duke Universität in North Carolina, geht davon aus, daß wir auf einer primitiven und unbewußten Ebene immer auf der Suche nach einem Geruch sind, der zu unserem eigenen Grundgeruch paßt, der wiederum so individuell wie unsere Blutgruppe ist. Sie behauptet: „Zwei Menschen können keine längere Beziehung miteinander unterhalten, gleichgültig, auf welcher Ebene, wenn sie einander nicht ‚riechen' können."

Die Entscheidung, ob wir einander „riechen können" oder nicht, fällt innerhalb von Bruchteilen von Sekunden. Schneller als andere Sinne reagiert unser Geruchszentrum, wenn wir einer Person begegnen und ihren Geruch wahrnehmen. Aller Voraussicht nach ist dieses Phänomen, das die Wissenschaft „Geruchsbindung' nennt, weitgehend für romantische Erfahrungen verantwortlich, aber auch für tiefe Freundschaften, die wir im Laufe unseres Lebens eingehen.

Cool und konzentriert geht ein junger erfolgreicher Geschäftsmann in sein Büro. Plötzlich begegnet ihm eine attraktive Fremde, und ohne jede Vorwarnung wird ihm leicht ums Herz, die Knie werden weich, der Atem bleibt fast stehen. Er muß sie ansehen, er muß mit ihr ins Gespräch kommen. Er ist von ihr magisch angezogen.

In einem Londoner Bürogebäude arbeiten Mitarbeiter einer internationalen Firma unter besonderem Zeitdruck. Als die Ventilatoren im Bürogebäude einige Duftmoleküle in die Räume leiten, erfaßt ein Gefühl von Ruhe die zuvor ner-

vösen Mitarbeiter, und gleichzeitig steigt ihre Konzentration erheblich an. Die Arbeitsleistung steigt, weil sich die Mitarbeiter gut fühlen.
Sie sind der Meinung, das seien utopische Geschichten? Durchaus nicht! Der gemeinsame Schlüssel für die beiden verschiedenen Szenarien ist unser Geruchssinn!
In der ersten Geschichte setzt nur ein Geruchshauch der verführerischen Dame eine wahre Kettenreaktion im Körper des Geschäftsmannes frei, wobei der Verstand vollständig umgangen wurde. Im zweiten Fall stimulierten genau ausgewählte und kombinierte Geruchsmoleküle die Gehirne der Mitarbeiter. Die Fähigkeit des Geruchssinnes, sexuelle Signale zu empfangen, persönliche Beziehungen zu beeinflussen und Stimmungen zu verändern, ist schon seit einigen Jahren bekannt, doch hat die moderne Wissenschaft dem Geruchssinn erst seit kurzer Zeit die ihm zustehende Aufmerksamkeit zukommen lassen. Weil der Geruchssinn und die mannigfaltigen Geruchsstimulanzien bisher nur oberflächlich untersucht wurden, steht fest, daß wir eine bisher fast unbekannte, neue Dimension zu erforschen haben.

Die neue Dimension der Geruchsmoleküle

Diese neue Dimension ist zumeist verborgen unter der Oberfläche dessen, was wir sehen, was wir fühlen und rational erfassen können: ein verborgenes komplexes Universum von Geruchssignalen, denen wir ständig ausgeliefert sind, die lautlos gesendet und empfangen werden. Bedenken Sie: Mit jedem Atemzug, den wir machen, atmen wir Geruchsmoleküle ein, die über die Nervenbahnen in unser Geruchssystem zum Gehirn gelangen. Hier werden die Botschaften von einer Nervenansammlung empfangen, aufgeschlüsselt und an andere Bereiche weitergeleitet.
Dazu gehört unser Gedächtnis, das die Geruchsbotschaften mit schon gespeicherten früheren Botschaften vergleicht und gegebenenfalls einordnet. Dazu zählt aber auch das emotionale Zentrum im Gehirn, das automatisch die Gefühlswelt des einzelnen beeinflußt, ohne dabei bewußt diese Änderungen zu signalisieren. Es ist dies das Zentrum, welches für unseren Wachheitsgrad, unsere Kreativität zuständig ist, vor allem aber ist es das Zentrum im Gehirn, das für unsere Sexualität, für sexuelles Interesse, für sexuelle Erregung und sexuelle Anziehungskraft zuständig ist.
Jeder von uns nimmt ununterbrochen Gerüche auf und gibt auch ständig Gerüche ab. Wir riechen und werden gerochen. Wenn wir einen Geruch aufnehmen,

reagieren wir. Wir analysieren dabei nicht bewußt. Der Geruchssinn operiert auf einer ganz und gar unbewußten Ebene. Bewußt werden uns nur sehr intensive Düfte oder Gestank. Doch wir wissen in den seltensten Fällen, was diese Düfte in unserem Inneren anregen, wie unser Unterbewußtsein darauf reagiert.

Die Welt der Pheromone

Ein Pheromon ist ein chemischer Signalstoff, der wirksam wird zwischen Lebewesen derselben Spezies und der das Verhalten des Empfängers dramatisch verändert. Zwölf solcher Pheromone (Signalstoffe) hat man bisher beim Menschen gefunden, und es ist nicht unwahrscheinlich, daß noch einige dazukommen. Der für die Sexualwissenschaft faszinierendste ist natürlich das menschliche Sexualpheromon.
Das Sexualpheromon des fremden Mannes, der fremden Frau, wirkt auf uns, ohne daß wir es bewußt wahrnehmen. Dieses Pheromon ist absolut geruchlos. Der Sexualwirkstoff wird von uns durch ein Organ aufgenommen, das wir „vomeronasales" Organ oder kurz VNO nennen. Es ist dies eine millimeterkleine Öffnung in der vorderen Nasenscheidewand. Vom VNO aufgenommen, wirkt das Sexualpheromon unmittelbar auf den Hypothalamus (Sitz unserer Gefühle und unseres Geschlechtstriebs).
Umfassende Kenntnisse über das Wirken der Sexualpheromone besitzen wir bisher erst bei verschiedenen Tiergattungen. Dort geht es ziemlich dramatisch zu: Wird das Weibchen läufig und riecht es ein spezielles Pheromon im Atem des Männchens, so zeigt es sich auffällig paarungswillig. Dies geschieht immer sofort und völlig wahllos, sobald nur das Pheromon zu riechen ist. Die Sexualpheromone des Menschen funktionieren da doch etwas anders. Sie scheinen nicht von einer so „durchschlagenden" Wirkung zu sein, wie dies bei den Tieren beobachtet werden kann. Deutsche Forscher des Max-Planck-Institutes haben nachgewiesen, daß der Duft von Orangen und das intime Aroma der Frau schlafenden Männern das Herz höher schlagen läßt und darüber hinaus angenehme Träume beschert. Schon lange mischen Parfumhersteller ihren Duftkombinationen tierische Sexuallockstoffe (Pheromone) wie Moschus, Zibet usw. bei. Diese Stoffe empfindet der Mensch zwar als angenehm, sexuell anregende Wirkung haben sie bei ihm jedoch keine.
Um sicherzustellen, daß der sexuelle Anreiz der Geruchsstoffe nur innerhalb einer Spezies wirksam wird, hat die Natur wunderbar vorgesorgt: Jede Art ist mit spezifischen Lockstoffen ausgestattet. Das bedeutet, daß z. B. der Duftstoff

Zibet eben nur auf die Zibetkatze und nicht auf andere Arten der Tierwelt oder auf den Menschen wirkt. Viele Labors arbeiten nun daran, den sexuellen Lockstoff des Menschen zu isolieren und synthetisch herzustellen. Bis dies endgültig gelungen ist, können wir uns aber auf Wirkstoffe verlassen, die nachweislich ihre sexuell anregende Wirkung entfalten, aber nicht so drastisch wirken wie die hochkonzentrierten Pheromone des Menschen. Nach meinen derzeitigen Erfahrungen wird es auch nicht zu einer solchen Wirkung kommen wie bei einzelnen Tiergattungen. Schon jetzt konnten wir durch unsere Laboruntersuchungen erkennen, daß das menschliche Geruchszentrum komplexer stimuliert werden muß, um unser Unterbewußtsein zu einer richtigen und nachhaltigen Reaktion zu bewegen. Die menschliche Nase kann im Normalfall nur drei Gerüche gleichzeitig voneinander unterscheiden. Wir nehmen bei Parfum deshalb keine einzelnen Bestandteile wahr, sondern ein ganzheitliches Dufterlebnis.

Die subliminale Geruchsbotschaft

Daß unsere Nase nur drei Gerüche gleichzeitig bewußt voneinander unterscheiden kann, bedeutet noch lange nicht, daß alle weiteren Geruchsstoffe, die von unserer Nase aufgenommen werden, einfach ignoriert werden. Vielmehr kommt es im tiefen Inneren der einzelnen Personen zu unbewußten Reaktionen, zu Reaktionen, die unserem Bewußtsein komplett umgehen. Mit diesem Effekt können Informationen unbemerkt, aber direkt an unser Unterbewußtsein gesendet werden. Mit der richtigen Meßtechnik konnten die unbewußten Reaktionen auf einzelne Geruchsstoffe untersucht werden.
Ein an unserem Institut durchgeführter Test mit ätherischen Ölen soll dies veranschaulichen. Ätherische Öle sind leicht erhältlich und erfreuen sich immer größerer Beliebtheit. Unsere Messungen zeigten, daß die Öle von Basilikum, Pfefferminze und Rosmarin die Aufmerksamkeit der getesteten Personen erhöhen und somit zu mehr Frische und klarem Denken anregen. Anders die Öle von Jasmin, Neroli und Vanille. Sie beruhigen Geist und Körper einfach durch Einatmen. Die Öle von Kampfer und Rosmarin erhöhen den Blutdruck. Öle von Basilikum, Geranie, Rosmarin und Fichtennadel regen die Adrenalinabgabe an, während Neroli, Rose, Patschuli, Bohnenkraut, Zimt und Jasmin erotisch stimulierend wirken.
Unsere Messungen zeigten, daß der Großteil aller getesteten Personen immer gleich auf die angebotenen Duftstoffe reagierte. Wir können somit auch davon

ausgehen, daß die meisten Menschen mit einem bestimmten Duft ähnliche Assoziationen verknüpfen.

Der Unterschied zwischen dem Gesichtssinn, der ein Fernsinn ist, und dem Geruchssinn, der ein Nahsinn ist, besteht darin, daß die Netzhaut unserer Augen von elektromagnetischen Schwingungen berührt wird, die von der Lichtquelle kommen und von dem Objekt, das wir sehen, reflektiert werden. Beim Riechen dagegen treten die Zellen unserer Nasenschleimhäute ganz unmittelbar mit Teilchen der duftenden Substanz in Kontakt, ja sie berühren einander. Im allgemeinen sind wir uns dieses Mechanismus natürlich nicht bewußt. Es schwingt bei jeder Geruchswahrnehmung ein dunkles Gefühl des Berührtwerdens und der körperlichen Gegenwart des Wahrgenommenen mit. Das gibt dem Geruchssinn eine elementare, emotionale Note, die dem distanzierten Gesichtssinn fremd ist.

Vor einigen Jahren wurden in den USA interessante Experimente durchgeführt. Wissenschaftler, als Verkäufer getarnt, gingen von Haus zu Haus mit zwei Koffern voll mit Damenstrümpfen. Die Strümpfe waren völlig gleich, nur waren sie in dem einen Koffer leicht mit Parfum bestäubt, im anderen nicht. Am Ende des Versuches waren weit mehr Strümpfe aus dem Koffer mit dem besprühten Inhalt verkauft als aus dem ohne Duft. Nach den Gründen für ihre Wahl befragt, nannten die Käufer etwa den Glanz der Strümpfe, ihre Weichheit oder gaben andere Gründe an. Keiner der Käufer nannte den Duft, der ja auch nur unterschwellig wahrgenommen wurde und direkt das Unbewußte positiv stimulierte, als Grund für den Kauf.

Ein weiterer Versuch wurde von der Universität München durchgeführt. Studentengruppen hatten unter anderem einen Fragebogen mit Fragen über ihre augenblickliche Stimmung auszufüllen. Bei zwei Gruppen hatte man in den Testraum geringe Mengen unterschiedlicher Parfums versprüht. Die Räume der zwei anderen Gruppen blieben ohne Duftzusatz. Keiner der Testteilnehmer war sich bewußt, daß sich in dem Raum überhaupt ein Duft befand, und doch registrierten die Wissenschaftler signifikante Unterschiede bei den Stimmungen.

Bei einem anderen Test beurteilten mehrere Personen Frauen und Männer auf Grund von Fotos. Waren die Fotos mit einem nicht bewußt wahrnehmbaren Duftstoff versehen, beurteilten die Testpersonen die abgebildeten Frauen und Männer als anziehender, erregender und mit mehr Sexappeal ausgestattet als bei einem Paralleltest ohne Duftstoff.

Durch unsere Messungen ist es uns nun gelungen, den Nachweis einer tiefgreifenden sexuellen Beeinflussung zu erbringen, die so weit geht, daß das Nervensystem bei Bedarf mit Duftstoffen angeregt oder entspannt werden kann. Nun ist es möglich, das Gleichgewicht zwischen sympathischem und parasympathi-

schem Nervensystem mittels neuer Parfums zu steuern. Diese beiden Nervensysteme sind in der Tat mit zwei Schaltern zu vergleichen, die mit Hilfe von chemischen Substanzen und elektrischen Signalen Veränderungen in der Arbeitsweise der von ihnen kontrollierten Organe hervorrufen können.
Der Parasympathikus kann z. B. den Herzschlag herabsetzen, der Sympathikus wiederum kann den Herzschlag beschleunigen. Er benützt dafür – unter anderem – das „Aggressionshormon" Adrenalin, das immer, wenn Aktion notwendig ist, ausgeschüttet wird. Der Sympathikus mit seinem Adrenalinhormon bewirkt auch den Orgasmus sowie die Ejakulation.
Eine verfrühte Ejakulation tritt dann ein, wenn es zu erhöhter Adrenalinausschüttung kommt, wenn also der Sympathikus zu schnell und zu stark aktiviert wird. Dies ist zunehmend der Fall bei übermäßiger Aufregung, Angst oder ständiger Übererregung (z. B. durch zuviel Streß).
Die Überaktivierung des Sympathikus führt auch zu einer Unterversorgung der Genitalien mit Blut, was gleichbedeutend ist mit Erektionsschwierigkeiten beim Mann sowie Lustlosigkeit, Empfindungsschwäche bei der Frau, zumeist verbunden mit zu geringer Befeuchtung der Vagina. Ist hingegen der Vagus zu aktiv, ist die Durchblutung der Geschlechtsorgane gut, aber Mann und Frau haben Probleme, über die Erregungsphase hinaus bis zum Orgasmus zu kommen. Wir sehen daraus, wie wichtig es ist, die Balance zwischen beiden Nervensystemen (Vagus und Sympathikus) aufrechtzuerhalten oder herzustellen.
Die neuen Parfumserien unseres Institutes (Institut für Wirkstoffanalyse in Wien), aber auch die Rezepturen, d. h. die Kräuter- und Ölmischungen, wirken über die Nase und die Haut direkt auf das Nervensystem. Sie werden dazu benutzt, die beiden Hälften des vegetativen Nervensystems ins Gleichgewicht zu bringen.

Sinnliche natürliche Düfte

Ätherische Öle

Ätherische Öle sind ein natürliches Produkt aus der Pflanzenwelt. Sie werden auch poetisch als die „Seele" der Pflanzen bezeichnet. Ätherische Öle sind die wohlriechenden, flüchtigen (sie verdampfen leicht), flüssigen Bestandteile duftender Pflanzen. Sie sammeln sich in Spezialzellen oder in den Räumen zwischen den Zellen an bestimmten Teilen der Pflanze. Man kann sie in den Blütenblättern (z. B. bei der Rose) finden, im Halm von Sandelholz, in der Frucht wie bei Bergamotte, in den Blättern wie bei Eukalyptus, im Samen wie bei Fenchel, in den Wurzeln, im Harz, im Gummi und oft auch in mehreren Teilen einer Pflanze. Lavendel liefert zum Beispiel Öl aus der Blüte und aus den Blättern. Eine Pflanze produziert ätherische Öle für das eigene Überleben, um Fortpflanzung und Wachstum zu beeinflussen, um Feinde abzuwehren, um bestäubende Insekten anzulocken und um sich selbst vor Schädlingen und vor allem vor Krankheiten zu schützen.
Gewonnen werden die Öle durch Wasserdampfdestillation, Pressung oder eine andere schonende Auszugmethode. Der chemische Aufbau der ätherischen Öle ist äußerst kompliziert. Es können oft weit über 100 verschiedene chemische Bestandteile in einem ätherischen Öl enthalten sein. Die Stoffe sind so komplex, daß z. B. im Kaffee bis heute über 400 aromatische Bestandteile entdeckt wurden. Es liegt nahe, daß bei einer so großen Vielfalt von Bestandteilen eine künstliche Nachbildung durch die chemische Industrie nur äußerst mangelhaft und unbefriedigend sein kann. Die Wirkungen aber, die durch natürliche Öle erzielt werden können, werden durch ihre Nachbildungen nicht oder nur teilweise erreicht. Meine erste Bekanntschaft mit ätherischen Ölen machte ich schon vor 20 Jahren, als ich im Zuge meiner biochemischen Ausbildung die Prüfung zum Destillateur im Lebensmittel- und Aromabereich absolvierte.

Noch immer fällt es manchen Menschen schwer, an eine effektive Wirkung von Aromastoffen zu glauben, die „nur" auf die Haut aufgetragen oder „nur" eingeatmet werden. Bedenken Sie jedoch, daß z. B. Nikotin ebenfalls nur durch Inhalation über die Lunge in den menschlichen Kreislauf aufgenommen wird, oder denken Sie an die sogenannte „Äthernarkose". Vielleicht wird Ihnen nun

die Wirkung von pflanzlichen Wirkstoffen, die durch den Geruchssinn aufgenommen werden, klarer erscheinen.
Rückblickend ist festzustellen, daß auch frühere Generationen dieses Prinzip schon kannten. So war z. B. im Mittelalter das Imprägnieren von Kleidungsstücken mit Kontaktgiften eine bekannte Methode, Menschen zu töten.
An dieser Stelle möchte ich einige Öle anführen, die Sie im gut bestückten Handel für wenig Geld kaufen können (siehe Adressenteil im Anhang dieses Buches).
Für die **Aktivierung des Sympathikus** empfehlen wir nach unseren Messungen Muskatnuß, Zimt, Nelke, Pfefferminze, Bohnenkraut, Ingwer und Rosmarin.
Majoran, Kamille, Melisse, Ylang-Ylang und Neroli (Orangenblüte) hingegen **aktivieren den Parasympathikus,** wirken also entspannend.

Was Sie über den Einsatz ätherischer Öle wissen sollten

Jedes Öl hat seine spezifische Wirkung, ist aber trotzdem für zahlreiche Bereiche geeignet, die keineswegs miteinander unvereinbar sind. Dies ist ein interessantes Ergebnis, welches auf die vielen Wirkstoffe der einzelnen Öle zurückzuführen ist. So kann ein und dasselbe Öl für viele verschiedene Zwecke angewendet werden. Dies ist kein Widerspruch, sondern wieder ein neuer Beweis für den Reichtum, die Vielfalt und die Kraft der Natur.
Mischt man hingegen zwei oder mehrere Öle zusammen (in einem bestimmten Mischverhältnis), so ergibt dies eine völlig neue organische Verbindung. Diese Tatsache ist wichtig, um zu verstehen, daß die Öle oder die Mischverhältnisse in den angegebenen Rezepten nicht willkürlich zu ändern sind, auch wenn Sie in einem Buch Öle beschrieben finden sollten, die Ihrer Meinung nach gut passen könnten.
Viele Öle dürfen nach unseren meßtechnischen Erkenntnissen nicht miteinander gemischt werden oder nur in einem **bestimmten** Mengenverhältnis. Um einen Erfolg zu erzielen, sollten Sie die Rezepte genau einhalten.
Kaufen Sie nur gute, 100prozentig ätherische Öle und keine künstlich erzeugten oder mit anderen Ölen verschnittene. Im Anhang finden Sie auch einige Großlieferanten für ätherische Öle, die in Österreich, Deutschland und in der Schweiz vertreten sind. Diese können Sie kontaktieren und nach einem geeigneten Händler in Ihrer näheren Umgebung fragen.
Die Anzahl der Tropfen ist entscheidend für die Wirkungskraft. Glauben Sie

nicht, das pure ätherische Öl könnte die Wirkungskraft verstärken oder daß mehr Tropfen eine intensivere Wirkung erzielen können. Hier zählt nicht die Menge, sondern das richtig abgestimmte Verhältnis zueinander. Etwas mehr von einem Öl kann die Wirkung der Rezepte aufheben oder gar umkehren.

Der richtige Umgang mit ätherischen Ölen

Rezepte und Tips

Die nachfolgenden Rezepte werden durch das Wirkungsmeßverfahren und durch viele Tests erarbeitet. Ihre Wirkung ist nur gewährleistet, wenn Sie die Rezepte genau befolgen.
Die Mischungen sollten mindestens 7 bis 14 Tage angewendet werden, um über die Wirksamkeit ein Urteil abgeben zu können. Eine sofortige Aussage über die Wirksamkeit der Mischung ist nur durch eine Biofeedbackmessung (etwa nach Inhalieren der Mischung) möglich.
Für die Raumaromatisierung geben Sie 3 bis 5 Tropfen der Ölmischung in eine Duftlampe oder auf eine andere Wärmequelle (Heizung) – und zwar schon etwa eine halbe Stunde vor einer eventuellen sexuellen Begegnung.
Wissenschaftler der Universität Berlin haben herausgefunden, daß ätherische Öle am schnellsten in den Blutkreislauf gelangen, wenn man sie inhaliert, schneller, als wenn man sie oral (also über den Mund) einnimmt. Der Weg der Duftmoleküle der ätherischen Öle führt über die Lunge in den Blutkreislauf. So kommt es zu einer äußerst schnellen Reaktion im Mentalbereich, aber auch zu einer schnellen körperlichen Wirkung.
Bei der Massage können ätherische Öle sehr schnell durch die Haut vom Körper aufgenommen werden. Ihre Moleküle sind so klein, daß die Haut und die Fettschicht leicht durchdrungen werden können. So erreichen die Ölmoleküle ungehindert das Blut und das Lymphsystem.
Für die Herstellung von Geruchsstoffen sollten Sie die Öle auswählen, die Ihrem Nervensystem entsprechen, also aktivierende (für Vagotoniker) oder entspannende (für Sympathikotoniker). Ein Parfum sollten Sie daher immer überlegt kaufen. Der Geruch kann Ihre Reaktionsbereitschaft sowohl verbessern als auch verschlechtern.
Wenn Sie die Wirkung der nachfolgenden Raumaromen verstärken möchten, so geben Sie einige Tropfen der Ölmischung direkt auf die Handfläche und verteilen Sie diese. Halten Sie nun die Hände an Ihr Gesicht, und inhalieren Sie öfter den Duft.

Aktivierende Öle (für den Vagotoniker)

Raumaroma

A) 1 Teil Rosmarinöl
1 Teil Zitronenöl
1 Teil Bohnenkrautöl
1 Teil Ingweröl

Ihr Gehirn wird dadurch mit mehr Energie versorgt. Auch Ihr Herzschlag und Ihre Atmung werden schneller. Das sexuelle Verlangen wird gesteigert.

B) 1 Teil Rosmarinöl
1 Teil Basilikumöl
1 Teil Bohnenkrautöl
1 Teil Zitronenöl
1 Teil Zimtöl

Versetzen Sie diese Ölmischung mit 96prozentigem Alkohol (1 Kaffeelöffel).

C) 1 Teil schwarzes Pfefferöl
2 Teile Rosmarinöl
1 Teil Kardamom
1 Teil Zimtöl
1 Teil Zitronenöl

Diese Mischung hat eine relativ starke Wirkung. Sie wirkt direkt stimulierend auf Ihr Sexualempfinden und baut Müdigkeit ab.

Raumaroma in Sprayform

1 Teil Rosmarinöl
1 Teil Zitronenöl
1 Teil Orangenöl
1 Teil Jasminöl

Fügen Sie dieser Mischung 3 Tropfen Sandelholzöl zu, und gießen Sie die dreifache Menge 96prozentigen Alkohol (Weingeist) dazu (wenn die Ölmischung z. B. 20 ccm Volumen ausmacht, so geben Sie noch 60 ccm 96prozentigen Alkohol dazu). Füllen Sie die Mischung in einen Zerstäuber. Um eine rascheren Aktivierung zu erreichen, sprühen Sie öfter in den Raum. Sie bemerken den Grad Ihrer Aktivität am leichtesten, wenn Sie Ihren Puls beobachten.

Die Pulsfrequenz steigt an. Ihre Konzentration erhöht sich, da Ihr Gehirnpotential steigt. Spray nicht vor dem Schlafen versprühen (Sie haben sonst eine schlaflose Nacht)! Eine halbe Stunde vor einer Sexualbegegnung den Spray im Raum versprühen und tief einatmen.

Massageölmischung

A) 5 Tropfen Jasminöl
6 Tropfen marokkanisches Rosenöl
8 Tropfen Kümmelöl
10 Tropfen Sandelholzöl
2 Tropfen Rosmarinöl

Verrühren Sie diese Mischung mit 30 ml Pflanzenöl, z. B. Mandel-, Oliven-, Erdnuß- oder Maiskeimöl.

B) 2 Tropfen Bohnenkrautöl
6 Tropfen Ingweröl
2 Tropfen Zimtöl
3 Tropfen Rosmarinöl
16 Tropfen Ylang-Ylang-Öl

Geben Sie der Mischung 30 ml Pflanzenöl bei.

Badezusatz

A) 2 Tropfen Ylang-Ylang-Öl
1 Tropfen Korianderöl
2 Tropfen Muskatnußöl

Verrühren Sie diese Mischung mit wenig 96prozentigem Alkohol (1 bis 2 Teelöffel).

B) 3 Tropfen Ylang-Ylang-Öl
3 Tropfen Jasminöl
3 Tropfen Muskatellersalbeiöl

Vermengen Sie diese Mischung mit 2 Teelöffel 96prozentigem Alkohol, und setzen Sie ein paar Tropfen davon dem Badewasser zu.

Entspannende Öle (für den Sympathikotoniker)

Raumaroma

A) 1 Tropfen Jasminöl
3 Tropfen Muskatellersalbeiöl
1 Tropfen Rosenöl
4 Tropfen Sandelholzöl
4 Tropfen Ylang-Ylang-Öl
2 Tropfen Neroliöl

Für die Duftlampe geeignet.

B) 2 Tropfen Kamillenöl
2 Tropfen Lavendelöl
3 Tropfen Majoranöl
4 Tropfen Ylang-Ylang-Öl
3 Tropfen Sandelholzöl
2 Tropfen Neroliöl

Starke Entspannungswirkung.

C) 1 Tropfen Neroliöl
1 Tropfen Sandelholzöl
1 Tropfen Jasminöl (echt)
3 Tropfen Zedernholzöl
5 Tropfen Lavendelöl
1 Tropfen Majoranöl

D) 3 Tropfen römisches Kamillenöl
3 Tropfen Lavendelöl
3 Tropfen Bergamottöl
1 Tropfen Sandelholzöl

Raumaroma in Sprayform

1 Teil Muskatellersalbeiöl
1 Teil Patschuliöl
1 Teil Lavendelöl
1 Teil Majoranöl
1 Teil Sandelholz
Einige Tropfen (nach Ihrem Geschmack) Ylang-Ylang-Öl.

Lösen Sie diese Mischung in der dreifachen Menge 96prozentigem Alkohol auf. In einen Parfumzerstäuber abfüllen und öfter den Raum aromatisieren. Inhalieren Sie den Duft, während Sie ruhig und gleichmäßig atmen.

Massageölmischung

2 Tropfen Rosenöl
7 Tropfen Lavendelöl
4 Tropfen Sandelholzöl
2 Tropfen Ylang-Ylang-Öl
2 Tropfen Muskatellersalbeiöl
2 Tropfen Kamillenöl
2 Tropfen Zedernholzöl
2 Tropfen Majoranöl

Mit 150 ml süßem Mandel- oder Jojobaöl gut vermischen und sanft einmassieren.

Badezusatz

2 Tropfen Neroliöl
3 Tropfen Bergamottöl
5 Tropfen Lavendelöl
2 Tropfen Sandelholzöl
Mischen Sie 1/2 Becher Schlagsahne dazu.

Ölessenz zum Einnehmen

A) *Für Sympathikotoniker*
3 Tropfen Ylang-Ylang-Öl in etwas Honig und wenig warmem Wasser lösen. Diese Essenz 3mal täglich einnehmen, dabei nicht gleich schlucken, sondern

kurz auf der Zunge behalten. Beruhigt den Atem, vermindert den Herzschlag sowie zu hohen Blutdruck, steigert aber trotzdem das sexuelle Verlangen. Diese Tropfen nicht länger als 14 Tage einnehmen, danach 14 Tage Pause (bei eventuellen Kopfschmerzen oder schlechtem Gefühl absetzen, nicht für Epileptiker geeignet!).

B) *Für beide Nerventypen*
Sind Ihre sexuellen Energien blockiert, so wenden Sie Sandelholzessenzen an. 2 Tropfen Sandelholzöl, etwas Honig und einen Kaffeelöffel Alkohol vermischen, kurz auf der Zunge behalten und dann schlucken. Diese Essenz kann Ihr erotisches Erleben verbessern, sexuelle Kräfte freisetzen und Blockaden in unbewußten Bereichen lösen.

Eggetsbergers Aphro-Drink
(wirkt stark und schnell)

Das legale Sex-Doping-Rezept für sie und ihn. Für Sympathikotoniker und Vagotoniker gleichermaßen geeignet.

Rezept für 1 Person:
Geben Sie in ein Viertelliterglas
1 Tropfen Zimtöl (nicht mehr)
1 Tropfen Geraniumöl
6 Tropfen Ingweröl

Dazu geben Sie 2 bis 3 Eßlöffel Wodka oder 70prozentigen Weingeist, 2 Teelöffel Honig (Wodka und Honig nach eigenem Geschmack, aber nicht mehr als 3 Eßlöffel Wodka – mehr würde Sie nur müde machen). Die Mischung gut verrühren, den Saft einer halben Zitrone beimengen. Das Ganze nun wahlweise mit $^{1}/_{8}$ l warmem Wasser, Früchtetee, Sekt oder Power-Drink/Energy-Drink vermengen.
Diese Mischung bewirkt eine geradezu schlagartige Durchblutung (innerhalb von 10 bis 20 Minuten nach Einnahme) von Bauchraum, Unterleib und vor allem der Geschlechtsorgane.
Anwendung: Bei Durchblutungsstörungen in der Baucharterie durch Körperfehlstellungen, bei Pc-Muskelproblemen, nach einer Geburt, wenn sich das normale Sexualverhalten nicht einstellen will, bei Frigidität (Gefühlskälte),

bei Lustlosigkeit, bei schwachen bis ausbleibenden Empfindungen, bei geschwächter oder unvollkommener Erektion, bei altersbedingten Erektionsproblemen, bei Durchblutungsstörungen als Folge von Zuckerkrankheit oder nur einmal, um den sexuellen Genuß zu erhöhen und die Orgasmusfähigkeit zu steigern.

Sollten Sie das Rezept als zu stark empfinden (das spüren Sie als zu starke Hitze im Becken, manchmal auch in den Beinen), so brauchen Sie beim nächsten Mal nur etwas weniger Ingweröl zu nehmen: also z. B. statt 6 Tropfen nur 4 oder 5 Tropfen.

Sie sollten den Aphro-Drink etwa 10 Minuten vor einer sexuellen Begegnung zu sich nehmen.

Sie können auch noch gleichzeitig je nach Typ mit einem Geruchsraumspray Ihre Gehirnaktivität anheben oder sich mit dem Entspannungsspray beruhigen.

Ätherische Öle als Parfummischung

Für Damen

Erfrischend und gehirnaktivierend

100 Tropfen Bergamottöl
50 Tropfen Zitronenöl
30 Tropfen Neroliöl
20 Tropfen Rosmarinöl
5 Tropfen Sandelholzöl
50 Tropfen Lavendelöl

Für die Herstellung eines Eau de Toilette geben Sie 150 ml 96prozentigen Alkohol dazu oder 100 ml Mandelöl für einen Badezusatz (6 Tropfen für ein Bad). Lagern Sie die Mischung mindestens 4 Wochen an einem dunklen, kühlen Ort.

Für Herren

Erfrischend und leicht entspannend (Streß abbauend)

100 Tropfen Bergamottöl
60 Tropfen Zitronenöl

10 Tropfen Orangenöl
30 Tropfen Neroliöl
50 Tropfen Lavendelöl
10 Tropfen Sandelholzöl
3 Tropfen Lorbeeröl

Herstellung siehe oben.

Wirkung ätherischer Öle

Gehirnaktivität anregend:
Basilikum, Bohnenkraut, Cassia, Kalmus, Kardamom, Nelke, Rosmarin (Achtung bei hohem Blutdruck), Thymian, Weihrauch.

Durchblutungsfördernd:
Cassia, Kampfer, Muskat, Neroli, Pfeffer, Rosmarin, Thymian und Zimt.

Gegen Depressionen:
Basilikum, Bergamotte, Bohnenkraut, Jasmin, Lavendel, Neroli, Rose, Veilchen, Ylang-Ylang.

Erotisch stimulierend:
Bohnenkraut, Ingwer, Jasmin, Kardamom, Knoblauch, Patschuli, Pfeffer, Pfefferminze, Rose, Rosmarin, Sandelholz, Ylang-Ylang und Zimt.

Entspannend:
Basilikum, Majoran, Melisse, Kamille, Bergamotte, Ylang-Ylang, Hopfen.

Wirkungsbereiche der Riechstoffe

Die folgende Tabelle gibt Aufschluß über die Distanzzonen zwischen Menschen.
Wenn Sie eine stärkere Wirkung erzielen wollen, sollte ein aphrodisierendes Parfum oder ein Geruchsstoff zumindest die Distanzzone „gesellschaftlich/nah" erreichen. Es versteht sich von selbst, daß dies nur lang anhaltende Duft- und Informationsstoffe bewirken können. Stoffe, die den sexuellen Verkehr an sich beeinflussen können, müssen mindestens bis zu einer Distanz von ca. 15 bis 45 cm (intim/fern) wirksam sein. Diese Stoffe sollten bis eine Stunde wirksam, also wahrnehmbar sein.

Distanzzonen zwischen Menschen und was sie aussagen*

Distanzzone	Grenze	Aussage
intim/nah	weniger als 15 cm	Die Distanz der Liebe und des Ringens, des Trostes und des Schutzes.
intim/fern	15–45 cm	Ist Fremden gegenüber unschicklich, aufdringlich.
persönlich/nah	45–75 cm	Die Schutzzone, die man zwischen sich und den Mitmenschen bewahrt. Ehepartner und Kinder bleiben innerhalb dieser Zone.
persönlich/fern	75–120 cm	So weit läßt man Fremde an sich herankommen. Die Grenze der körperlichen Reichweite (Armlänge).
gesellschaftlich/nah	1,20–2,10 m	Die Distanz zwischen Mitarbeitern und zwischen Teilnehmern an einem informellen Treffen.

* Nach Edward T. Hall: *The Hidden Dimension.* Doubleday

gesellschaftlich/ fern	2,10–3,70 m	Formelle, gesellschaftliche oder geschäftliche Versammlungen. Ohne grob zu sein, kann man den Kontakt meiden, wahren oder brechen.
öffentlich/nah	3,70–7,50 m	Außerhalb der Kontaktsphäre. Man spricht sich im formellen Stil an.
öffentlich fern	mehr als 7,50 m	Die Distanz, die gegenüber wichtigen Persönlichkeiten gewahrt werden soll. Distanz zwischen Menschen, die sich fremd bleiben wollen.

Das Gespräch mit dem Partner

Wie teile ich mich meinem Partner mit?

Den wenigsten Menschen fällt es leicht, ihre persönlichen Empfindungen und sexuellen Vorlieben dem Partner zu offenbaren.
Fast jeder findet es interessant, wenn allgemein über Sex diskutiert wird, ob unter Freunden, am Stammtisch oder im Fernsehen. Aber wenn es darum geht, seinem Partner intime Empfindungen mitzuteilen und damit sehr private Bereiche der eigenen Persönlichkeit aufzudecken, bereitet das vielen Unbehagen. Viele Männer fürchten, sich eine Blöße zu geben, und viele scheuen das offene Gespräch, da sie Angst vor der Reaktion ihres Partners haben. Werden „seine", werden „ihre" Gefühle verletzt? Faßt der Partner das Gespräch als Kritik auf, wird er wütend oder getroffen reagieren?
Beide Partner sollten bedenken, daß der andere nicht Gedanken lesen kann. Es ist auch ein weitverbreiteter Irrglaube, daß jemand, der Sie liebt, intuitiv weiß, was Sie wollen. Viele wissen ja selbst nicht, was ihnen fehlt. Es bleibt also nichts weiter übrig, als miteinander zu reden, um gegenseitige Bedürfnisse kennenzulernen.
Haben Sie eine neue Partnerin oder einen neuen Partner, so wäre es von größtem Vorteil, so bald wie möglich mit diesem/dieser über sexuelle Angelegenheiten zu sprechen. Schließlich geht es ja darum, eine harmonische Beziehung aufzubauen. Tun Sie dies vielleicht gleich, wenn Sie über Verhütungsmittel etc. sprechen. Machen Sie sich die positive Spannung des Anfangsstadiums einer neuen Beziehung zunutze, und schaffen Sie eine Gesprächsbasis für die Zukunft. Ermuntern Sie Ihren Partner, sich Ihnen anzuvertrauen, dadurch wird Ihre Beziehung unkomplizierter und tiefer.
Sagen Sie Ihrem Partner/Ihrer Partnerin, was Sie beim Geschlechtsverkehr gerne haben und was nicht, z. B.: „Ich liebe es, beim Geschlechtsverkehr manchmal oben zu sein – ist dir das recht?"

Es gibt Floskeln, die leicht zu einer Kränkung des Partners führen können. Deshalb sollten Sie bei einem Gespräch einige Regeln beachten. Versuchen Sie, das Gespräch so zu führen, daß sich der Partner keine Vorwürfe machen kann.

„War ich gut?“

Mit dieser Frage machen Sie es Ihrer Partnerin schwer, ehrlich zu antworten. Wenn Sie unsicher sind, stellen Sie Ihrer Partnerin konkrete Fragen, z. B.: „War ich zu schnell für dich, soll ich dich länger streicheln?“ Vielleicht ist Ihr Partner erleichtert, wenn Sie ein bestimmtes Thema von sich aus ansprechen.

„Es war in letzter Zeit oft langweilig.“

Wenn Sie vermeiden wollen, das dem Partner direkt zu sagen, könnten Sie sich auf vergangene, aufregendere Zeiten beziehen. Meist ist es leichter, über Vergangenes zu sprechen als über Gegenwärtiges. Wenn Sie einmal etwas erlebt haben, was Sie als sehr befriedigend empfanden, erinnern Sie Ihren Partner daran. Sprechen Sie über die Zeit, über die Dinge, die damals geschehen sind. Sagen Sie Ihrem Partner, daß Sie das wiederholen möchten. Sagen Sie z. B.: „Kannst du dich erinnern, als wir uns kennenlernten und du mich berührt hast, wie wäre es, wenn wir wieder . . . War das für dich auch so . . .“ usw. Legen Sie sich vielleicht die ersten Worte vorher zurecht.

„Ich würde gerne etwas Neues ausprobieren.“

Vermeiden Sie dabei Formulierungen wie: „Nie tust du . . .“ Sagen Sie besser: „Es gefällt mir gut, wenn . . .“
Bemerkungen wie „Niemals tust du . . .“ enthalten Kritik an der Geschicklichkeit, die ein Partner im Bett entwickelt. Das führt oft zu einem gespannten Verhältnis. Denken Sie stets daran, daß auch Sexualität ein ständiger Lernprozeß ist, der nur erfolgreich sein kann, wenn Sie mit Feingefühl und Takt vorgehen.

Versuchen Sie auf jeden Fall, mit dem Partner ins Gespräch zu kommen, wenn drückende sexuelle Probleme sich bemerkbar machen. Bedenken Sie, daß ein erfülltes Sexualleben nicht unerhebliche Auswirkungen auf Ihre physische und psychische Gesundheit hat (siehe Seite 144 f., „Sex als Medizin“).
Sie setzen durch Schweigen nicht nur die Partnerschaft oder Ehe aufs Spiel, Sie verringern auch Ihre eigene Lebensqualität. Versuchen Sie, nicht kritisch, sondern konstruktiv zu sein. Scheuen Sie sich nicht, gegebenenfalls die Hilfe eines Psychologen oder Eheberaters in Anspruch zu nehmen. Handelt es sich um tiefgreifende Probleme wie Impotenz, Frigidität etc., geben Sie sich und Ihrem Partner die nötige Zeit, um wirklich etwas ändern zu können. Liegt das Problem bei Ihnen, so ist es wichtig, Ihrem Partner mitzuteilen, daß Sie die Ratschläge

dieses Buches gemeinsam umsetzen möchten. Lesen Sie eventuell Teile dieses Buches mit Ihrem Partner/Ihrer Partnerin. Fordern Sie ihn/sie ruhig auf, Sie bei den verschiedenen Veränderungen, die Sie an sich vornehmen, zu unterstützen.

Nonverbale Kommunikation

Beim Liebesakt sollten Sie dem Partner zeigen, was Ihnen gut gefällt. Nur so kann er sich orientieren. Achten Sie besonders darauf, was Ihr Partner während Ihrer sexuellen Begegnung tut. Für viele sind nonverbale Hinweise die einfachste Methode, ihrem Partner sexuelle Wünsche mitzuteilen. Zumeist ist es so, daß Ihr Partner jene Praktiken anwendet, die er selber auch als sehr angenehm empfindet.

Das bessere Erscheinungsbild

Gerade am Aussehen, am Erscheinungsbild eines Menschen läßt sich leicht etwas verändern. Solch eine Veränderung wird im allgemeinen auch schnell von anderen bemerkt. Eine Frau, der es an Selbstsicherheit fehlt, reagiert oft auf Kritik mit Aussagen wie: „Mir ist es egal, wie ich aussehe." So eine Antwort ist aber als Verteidigungsstrategie zu werten.

Jeder weiß, daß oft schon eine kleine Veränderung an seiner Person eine verblüffend positive Änderung des Erscheinungsbildes mit sich bringt.

Verändern Sie Ihr Haar, z. B. durch einen modischen Haarschnitt oder eine neue Haarfarbe. Lassen Sie sich dabei beraten. Kaufen Sie sich Modejournale, und lassen Sie sich davon inspirieren.

Versuchen Sie, Ihren Stil zu verändern, lassen Sie sich beraten, wenn Sie einkaufen, widmen Sie sich selbst mehr Zeit und Aufmerksamkeit.

Überprüfen Sie, ob nicht eine andere Brille vorteilhafter wäre. Überlegen Sie, ob Sie sich an Kontaktlinsen gewöhnen könnten. Wenn Sie Übergewicht haben, versuchen Sie allmählich Ihr Eßverhalten zu verändern. Sich bewußter und gesünder zu ernähren bedeutet ebenfalls, sich wohler zu fühlen. Kaufen Sie sich ein Parfum, das Sie wie eine Aura umgibt. Dieser Duft wird schon bald zu Ihrem neuen Image gehören; experimentieren Sie mit Farben.

Gehen Sie nur in Geschäfte, die Ihrer neuen Linie, Ihrem neuen Stil entsprechen. Lernen Sie auch, nein zu sagen. Sehen Sie Ihrem Gesprächspartner beim Gespräch in die Augen, ohne ihn anzustarren. Wechseln Sie dabei Augen- und Gesichtskontakt ab, und vor allem, sehen Sie nicht an Ihrem Gesprächspartner vorbei auf den Boden, dies kann als Schüchternheit oder Desinteresse gewertet werden.

Unterstützen Sie Worte durch Gesten; so steigt Ihre Kontaktfreudigkeit (Extraversion) an. Wenn Sie zuhören, so ermutigen Sie Ihr Gegenüber durch ein kleines Nicken mit dem Kopf.

Manche Veränderungen gehen schneller voran, andere dauern etwas länger und bedürfen einer immer wiederkehrenden Kontrolle oft über Monate hinweg. Doch bedenken Sie: Durch Ihre Veränderung setzen Sie Signale, die nicht unbemerkt bleiben.

Sex im Alter

Nichts zwingt Sie, im Alter Ihre sexuellen Aktivitäten einzustellen, allerdings verändert sich Ihr Sexualleben mit den Jahren. Es geht vor allem alles etwas langsamer. Gegenseitiges Vertrauen und beiderseitige Zufriedenheit wird für Sie wichtiger.

Wenn Sie sich als Frau gerade in den Wechseljahren befinden, unter nächtlichen Schweißausbrüchen, Hitzewallungen und unter anderen Symptomen des Klimakteriums leiden, schlägt Ihr Arzt mit Sicherheit eine Hormontherapie mit Östrogenen vor (oder auch mit Testosteron, wenn Ihre Lust nach Sexualität stark nachgelassen hat). Die lästigen Beschwerden lassen sich so erfolgreich bekämpfen. Diese Behandlung muß unter ärztlicher Aufsicht erfolgen.

Vergessen Sie ganz rasch die Vorstellung, Sie seien jetzt zu alt für Sex. Bei kleineren Problemen können Sie auch ruhig einmal eines der Rezepte aus der Aromatherapie, siehe Seite 123 ff., „Ätherische Öle“, ausprobieren. Manche Öle enthalten pflanzliche Hormone, die den menschlichen sehr nahe kommen. Diese hormonellen Wirkstoffe greifen positiv in Ihren Hormonhaushalt ein.

Pflanzliche Hormone

Östrogenhaltige Stoffe:

Dazu zählen u. a. **Fenchelöl** und **Hopfen.** Im Fenchelöl kommt ein pflanzliches Östrogen vor, das bei Problemen während der Wechseljahre hilft und bei stillenden Müttern die Milchproduktion anregt. Knoblauch und Zwiebel harmonisieren die Schilddrüsensekretion besonders bei Unterfunktion. (Achtung: **Anis, Kümmel** und **Fenchel** bewirken bei regelmäßiger Einnahme oder Massage eine Vergrößerung der Brüste.)

Die Essenz der **Zypresse** besitzt ein pflanzliches Hormon, das nahezu identisch ist mit dem Hormon der weiblichen Eierstöcke.

Basilikum, Geranie, Bohnenkraut und **Rosmarin** stimulieren die Nebennierenrinde, wobei das Geranienöl generell ausgleichend auf die Hormonproduktion wirkt.

Bei zu starker (altersbedingter) Trockenheit im Vaginalbereich empfiehlt es sich, ein wasserlösliches Vaginalgel anzuwenden. Vitamin E ist empfehlenswert. Die männliche Samenflüssigkeit wirkt sich positiv auf die Vaginalschleimhaut aus, ebenso **Nachtkerzenöl** (beides enthält Prostaglandine, die den Vaginalbereich weich und elastisch erhalten).
Knoblauch, Zwiebel, Zimt, Bohnenkraut und **Ylang-Ylang** helfen beim Nachlassen der sexuellen Fähigkeit im Alter.

Testosteronhaltige Stoffe

Die **Sarsaparille** (amerikanische Stechwinde) ist Träger eines Stoffes, der dem männlichen Testosteron ähnlich ist.
Extrakte aus den Blättern des **Ginkgo-Biloba-**Baumes sind ein wirksames Mittel zur Therapie arteriosklerotisch bedingter Durchblutungsstörungen des Gehirns.
Wie wirksam pflanzliche Extrakte sein können, zeigt uns das Beispiel der **Yamswurzel,** die jahrelang das hormonelle Rohmaterial für die Anti-Baby-Pille lieferte.

Symptome der Wechseljahre und ihre mögliche Behandlung

Symptome	Ergänzung zur tägl. Nahrung	Teekräuter
Übermäßige	Vitamin A 5000 I. E.	Weißdornbeeren
Blutungen	Vitamin C 1000 mg	Rotklee
	Eisen 30 mg	Löwenzahnwurzel
	Bioflavine 800 mg	Hirtentäschel
Hitzewallungen	Vitamin E 800 I. E.	Herzgespann
	Bioflavine 800 mg	Dong Quoi
		Berberitze
		Fenchel
		Sarsaparille
		Wilde Yamswurzel
		Granatapfel
Vaginale	Vitamin E 800 I. E.	Süßholzwurzel
Veränderungen	Bioflavine 800 mg	

	Gamma-Linolensäure	
	Leinsamenöl	
Harnwegsprobleme	Vitamin C 1000–1500 mg	Bärentraube
		Goldrute
		Brombeerwurzel
		Immergrün
Osteoporose	Vitamin D_5 5000 I. E.	Haferstroh
	Kalziumzitrat 1500 mg	Brennessel
	Folsäure 800 mg	Schwarzwurzel
	Zink 20 mg	Schachtelhalm
	Magnesium 500 mg	
Nervosität,	Vitamin-B-Komplex	Passionsblume
Reizbarkeit	Vitamin C 1000 mg	Baldrian
	Bioflavine 800 mg	Hopfen
		Katzenminze
Müdigkeit,	Vitamin-B-Komplex	Ingwer
Depression	Vitamin C 1000 mg	Cayennepfeffer
	Magnesium 500 mg	Lakritz
	Kaliumaspartat 100 mg	Haferstroh

Beginnen Sie mit einer halben Tasse eines der beschriebenen Pflanzentees. Wenn Sie sich dabei gut fühlen, so steigern Sie auf zwei bis drei Tassen täglich. Werden Ihre Beschwerden besser, so haben Sie „Ihren" Tee gefunden. Warten Sie aber mindestens 14 Tage, erst nach diesem Zeitraum ist es klar, ob Sie auf das verwendete Kraut richtig ansprechen. Wenn nicht, probieren Sie eine andere Sorte aus. Natürlich können Sie auch mit Teekombinationen von zwei bis drei der angegebenen Kräuter experimentieren. Eine Studie ergab, daß wöchentlicher Geschlechtsverkehr den Östrogenspiegel der Frauen so anhob, daß viele der üblichen Beschwerden der Wechseljahre zurückgingen oder erst gar nicht auftraten.

Probleme des älteren Mannes

Als Mann sollten Sie vor allem darauf achten, für den Geschlechtsverkehr solche Zeiten zu wählen, in denen Sie nicht müde sind, z. B. den Nachmittag statt den Abend. Bei Erektionsproblemen sollten Sie prüfen, ob es sich hier nicht „nur" um Versagensangst handelt.

Die meisten Männer brauchen auch mit zunehmendem Alter, vor allem, wenn sie in einer dauerhaften Beziehung leben, ein größeres Maß an direkter Stimulation, um erregt zu werden. Sie sollten mit Ihrer Partnerin im gegebenen Fall darüber reden.
Es kann gelegentlich einmal vorkommen, daß das Glied bei der Erektion nicht ganz so hart wird wie früher; das ist eine Folge des zunehmenden Alters, die aber Ihr Sexualleben nicht weiter zu stören braucht, solange Ihre Erektion ausreicht. Bedenken Sie auch, daß Medikamente in manchen Fällen dämpfend wirken. Erektionsversagen ist manchmal auch eine Folge von hormonellen und sonstigen gesundheitlichen Störungen. Ihr Arzt kann bestimmt herausfinden, um welches Problem es sich handelt.
Solange Sie nicht weit über 65 Jahre alt sind, dürfte Ihr Alter Ihre Sexualität nicht entscheidend beeinflussen. Halten Sie sich fit, und versuchen Sie, sich auch gesund zu ernähren (siehe auch Seite 123 ff., „Ätherische Öle"). Sollten Sie beim Test auf Seite 25 f., „Wie stark ist Ihr Gehirn aktiviert?", im Bereich 0 bis 19 liegen, so könnte Ihnen auch gezieltes Biofeedbacktraining (Hirnstromaktivierung) helfen.

Tips bei unterschiedlich starkem Sexualtrieb

Der Sexualtrieb ist nicht bei allen Menschen unter allen Umständen gleich stark. Abgesehen davon, daß von Mensch zu Mensch das Sexualbedürfnis unterschiedlich ist, können auch viele Faktoren darauf Einfluß nehmen: Tageszeit, psychische Belastungen, Mißstimmungen, starker Streß, Sorgen, Ängste und Ärger. Eine der frustrierendsten Schwierigkeiten in einer Partnerbeziehung ergibt sich daraus, daß einer der Partner öfter Sex haben will als der andere. Manche Frauen stellen fest, daß ihr Sexualleben im Laufe des Monatszyklus leichten Schwankungen unterliegt. Bei vielen Frauen steigt auch das sexuelle Bedürfnis mit zunehmender Erfahrung und Selbstsicherheit, dies beginnt zumeist ab 30 bis 35 Jahren und findet seinen Höhepunkt um die 40 Jahre.
Einigen Sie sich auf eine Strategie, die verhindert, daß der triebstärkere Partner nicht immer zurückgewiesen und so auf Dauer frustriert wird und der triebschwächere Partner nicht unter Druck steht. Beide sollten aber einander dabei entgegenkommen (siehe Seite 123 ff., „Ätherische Öle“, und Seite 108 ff., „Aphrodisiaka“).

Sex als Medizin

Immunsystem

Die Psycho-Neuro-Immunologie beweist: Sex stärkt das körpereigene Immunsystem, und das um so stärker bei Liebesstellungen, die etwas mehr körperliche Aktivität von beiden Partnern fordern. Bei solchen Stellungen regt die Nebennierenrinde die Cortisonproduktion und damit die Herstellung weißer Blutkörperchen stark an. Diese machen dann Jagd auf infektiöse Eindringlinge und sorgen darüber hinaus dafür, daß Entzündungen und Wunden schneller heilen.
Wenn die Schleimhäute mit immer anderen Mikroben konfrontiert werden, stärkt das die Immunabwehr entscheidend. Wissenschaftler behaupten, daß durch regelmäßigen Sex auch das Ansteckungsrisiko bei winterlicher Grippe stark reduziert wird.

Kopfschmerzen

Untersuchungen zeigen, daß Sex in aufrechter Haltung – also Kopf oben – die Blutgefäße im Kopf entlastet und somit entspannt. Solange man beim Sex den Kopf oben behält, drückt weniger Blut auf die Gehirngefäße. So kann der sogenannte Dehnungskopfschmerz gelindert oder beseitigt werden. Beim Orgasmus lockern sich die „verkrampften" Blutgefäße, weil größere Blutmengen im Beckenbereich bereitgehalten werden müssen. Darum staut sich das Blut auch nicht mehr im Kopf.

Prostatabeschwerden

Eine Statistik besagt, daß 75 Prozent aller Männer über 45 Jahre unter einer Vergrößerung und Verhärtung der Vorsteherdrüse leiden, die oft nur noch operiert werden kann. Wenn die Drüse aber durch regelmäßigen Sex immer in Betrieb gehalten wird, bestehen gute Chancen, daß sie weder zu groß noch zu hart wird. Denn beim männlichen Orgasmus wird die Prostata kräftig beansprucht, was sie elastisch und aktiv hält.

Streß, Depressionen und Traurigkeit

Sex kann bei Depressionen eine merkliche Aufhellung bewirken, denn beim Sex werden körpereigene Glückshormone (Endorphine) freigesetzt. So weichen Nervosität, schlechte Laune und Verzweiflung Gefühlen der Euphorie und Ruhe.

Menstruationsbeschwerden

Fast die Hälfte aller Frauen leidet an Regelschmerzen. Auch hier kann der Versuch, Sex als Medizin einzusetzen, Linderung bringen. Beim Sex steigt der Östrogenspiegel, das Hormon Oxytocin wird ausgeschüttet; dieses bewirkt eine Schmerzdämpfung und Entspannung.

Die Schilddrüse

Die Schilddrüse befindet sich vor der Luftröhre unterhalb des Kehlkopfes. Das wichtigste von ihr ausgeschiedene Hormon, das Thyroxin, erhöht den Stoffwechsel, die Erregbarkeit des sympathischen Nervensystems und die Wirksamkeit von Adrenalin.
Eine leichte Überfunktion der Schilddrüse wird überwiegend als angenehm empfunden. Menschen mit dieser Störung können viel essen und bleiben trotzdem schlank. Obwohl sie wenig Schlaf benötigen, sind sie zumeist munter und dynamisch. Leichte Schilddrüsenüberfunktion macht schnell im Denken und Handeln, verbessert die sportliche Leistung und die sexuellen Reaktionen. Besteht umgekehrt im Organismus ein Mangel an den beiden Schilddrüsenhormonen Thyroxin und Trijodthyronin (kurz T_4 und T_3 genannt), dann sind nicht nur Stoffwechsel und Herzschlag verlangsamt, sondern auch das Denken; dauernde Müdigkeit und Lustlosigkeit führen zu Schlafsucht und Apathie (auch Depressionen), der reduzierte Energieumsatz hat oft auch eine Gewichtszunahme zur Folge. Untersuchungen zeigen, daß bei jedem zweiten Deutschen, Schweizer und Österreicher die Schilddrüse nicht so funktioniert, wie sie sollte. Entweder liegt eine Unter- oder eine Überfunktion vor. Eine vergrößerte Schilddrüse ist nicht immer mit einer Überfunktion gleichzusetzen. Die Hauptursache für eine Überfunktion ist meist Jodmangel.

Einige Auswirkungen bei starker Unterfunktion der Schilddrüse

- geringes sexuelles Interesse
- Orgasmusprobleme
- sprödes Haar
- tiefe Stimme
- trockene Haut
- Übergewicht
- brüchige Nägel
- Depressionen
- ständige Müdigkeit
- Energielosigkeit
- Unkonzentriertheit

Einige Auswirkungen bei starker Überfunktion der Schilddrüse

- gesteigerte Sexualität
- eventuelle sexuelle Überreaktion
- leichte Erregbarkeit
- Haarausfall
- glänzende Augen
- verstärkte Schweißbildung
- Gewichtsverlust
- feuchte Haut
- Nervosität
- Aggressivität

Die Schilddrüsenhormone sind die wichtigsten Regulatoren der Stoffwechselvorgänge in unserem Körper. Dabei sind erhebliche Tagesschwankungen des Hormonspiegels durchaus normal, so steigern vermehrte Adrenalin- und Noradrenalinausschüttungen auch die Konzentration an Schilddrüsenhormonen, ebenso steigt die Schilddrüsenaktivität bei starken Kältereizen und bei geistiger oder körperlicher Anstrengung.
Hierbei ist noch von Interesse, daß die Schilddrüse normalerweise durch ein Hypophysenhormon geregelt wird, das auch unsere Sexualität mitbeeinflußt.

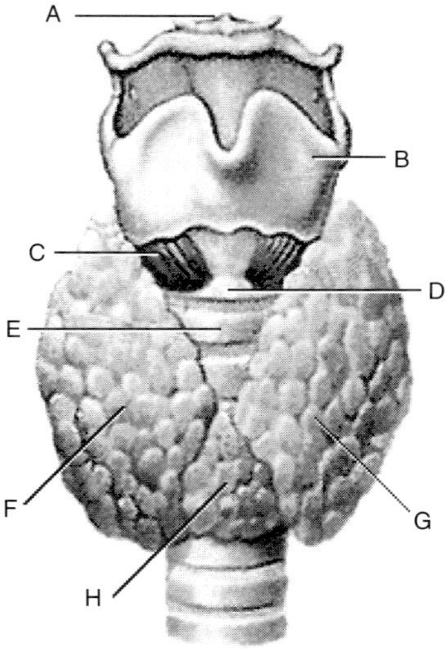

Schematische Darstellung von Schilddrüse und Nebenorganen:
A Zungenbein, B Schildknorpel, C Kehlkopfmuskel, D Ringknorpel,
E Luftröhre, F rechter Seitenlappen, G linker Seitenlappen,
H Mittelstück der Schilddrüse

Die Schilddrüsenübung

Die Schilddrüse gehört zu den wenigen hormonproduzierenden Organen, die einer direkten manuellen Stimulierung zugänglich sind. Sollten Sie das Gefühl haben, eine zu wenig aktive Schilddrüse zu haben, so können Sie durch Massage des Drüsengewebes, das unterhalb des Kehlkopfes tastbar ist, die Aktivität der Schilddrüse steigern. Massieren Sie das Drüsengewebe leicht, aber bestimmt mit Daumen und Zeigefinger mindestens eine Minute lang, viermal täglich. Vor dem Liebesakt empfiehlt sich eine solche Massage ebenfalls.

Eine noch bessere Methode der willentlichen Mobilisierung von Schilddrüsenhormonen ist durch Biofeedback der ultralangsamen Potentiale zu erreichen, aber auch mit häufigen Kaltwasser- oder Wechselgüssen und erhöhter körperlicher Aktivität (Runenübungen, Sport, Radfahren, Tanzen, Sex). Auch bestimmte ätherische Öle (wie Thymian) aktivieren die Schilddrüse.
Wenn Sie unsicher sind, ob bei Ihnen eine zu geringe Aktivität der Schilddrüse besteht, oder wenn Sie zu stark auf diese Übung reagieren, so fragen Sie Ihren Arzt.

Nebenwirkungen von Drogen und Medikamenten

Droge/Medikament	Nebenwirkung
Tabak (Nikotin)	Das sexuelle Verlangen sinkt. Die Orgasmusfähigkeit sinkt.
Alkohol	Das sexuelle Verlangen steigt (besonders bei kleinen Mengen). Die Orgasmusfähigkeit sinkt (besonders bei hohem Biergenuß).
Kokain	Das sexuelle Verlangen steigt. Die Orgasmusfähigkeit sinkt.
Opiate	Das sexuelle Verlangen steigt. Die Orgasmusfähigkeit sinkt.
Marihuana	Das sexuelle Verlangen steigt. Die Orgasmusfähigkeit kann steigen oder auch sinken, je nach Reaktionstyp.
Halluzinogene	Nur in den seltensten Fällen Einfluß auf das sexuelle Verlangen. Die Orgasmusfähigkeit sinkt.
Amphetamine Weckamine	Das sexuelle Verlangen steigt. Die Orgasmusfähigkeit sinkt.
Blutdrucksenkende Mittel	Das sexuelle Verlangen und die Orgasmusfähigkeit sinken stark ab.
Antidepressiva	Das sexuelle Verlangen wird zumeist nicht beeinflußt. Die Orgasmusfähigkeit wird herabgesetzt.

Sex und Bier

Beim Biergenuß wird die Psyche nicht nur durch den Alkohol, sondern auch durch Hopfen und Malz beeinflußt.

Alkohol an sich hemmt nicht nur die Funktion von Serotonin, einem Botenstoff im Gehirn, sondern löst im Körper ganze Kaskaden von Stoffwechselvorgängen aus. Das heißt, seine Abbauprodukte sind für Kopfschmerzen und das, was als „Kater“ bezeichnet wird, zuständig. Über die Gefahr des Alkohols an sich möchte ich hier nicht weiter sprechen. Für uns ist beim Biergenuß die sedierende Wirkung des Hopfens von Interesse. Hopfen, eine Kletterpflanze, die unter anderem den Wirkstoff Morphin enthält, sorgt für Schläfrigkeit und sexuelle Dämpfung im allgemeinen. Doch vor allem enthält Hopfen Daidzein und Genistein (Stoffe, die mit den weiblichen Geschlechtshormonen verwandt sind). Als man den Hopfen noch mit der Hand erntete, bekamen die Pflückerinnen vom Berühren der hormonhaltigen Dolden alsbald ihre Monatsblutung. Auch Bierhefe an sich steuert dem Bier noch Hormonstoffe bei, etwa das Östrogen 17-β-Östradiol, welches sonst nur in den weiblichen Eierstöcken gebildet wird. Typische Östrogenfolgen sind der große Bierbauch, Übergewicht und in manchen Fällen bei Männern auch ein verstärkter, weiblicher Brustansatz. Ob und wie die Bieröstrogene wirken, hängt ganz vom eigenen Hormonspiegel ab.
Vor nicht allzulanger Zeit wurde stillenden Müttern Bier zu trinken gegeben, um den Milchfluß zu verbessern. Viele Mediziner taten das als Ammenmärchen ab. Forschungen ergaben aber, daß ein Liter Bier den Prolaktingehalt im Blut der Frauen verdoppelt. Das Hormon Prolaktin stimuliert die Milchbildung. Aus diesen Gründen ist gerade Männern mit sexuellen Problemen (Erektionsprobleme, Lustlosigkeit) und Übergewicht sowie Fettansatz im Brust- und Bauchbereich von übermäßigem Biergenuß abzuraten. Bier wirkt stark sedierend, also dämpfend. Vagotonikern ist übermäßiger Biergenuß stärker anzusehen als Sympathikotonikern. (Sie nehmen auch eher an Brustansatz und Bauchumfang zu.)

Zusammenfassend kann gesagt werden, daß die meisten Drogen negative Wirkungen auf das Sexualempfinden haben. Das Ausmaß der negativen Wirkung ist oft von der Dosis abhängig. Drogen, die einen Einfluß auf die Sexualfunktionen haben, führen bei Frauen und Männern zu den gleichen Wirkungen. Allerdings ist im allgemeinen abzuraten, Drogen einzunehmen, die nicht vom Arzt als Medikament verschrieben wurden, da es oft schon nach einmaliger Einnahme zu schweren gesundheitlichen Schäden kommen kann, die auch negative Einflüsse auf Ihr Sexualleben haben können.

Von der Norm abweichendes Geschlechtsleben

Die Erscheinungen, die ich hier besprechen möchte, gelten bei vielen Menschen als „pervers". Vielleicht auch deshalb, weil man nicht weiß, warum andere zu solchen Praktiken greifen. Um nur einige dieser Erscheinungsbilder zu nennen: Fetischismus, Exhibitionismus, Sadismus, Masochismus, aber in gewissem Sinne auch Gruppensex und Sex an unsicheren Orten, die zur Entdeckung führen können. Alle diese Vorlieben und Techniken haben oft einen tiefen psychologischen Hintergrund.
Es zeigte sich, daß diese Sexualtechniken am ehesten von rechtshirnigen, vagotonischen (oft auch introvertierten) Personen gepflegt oder gewünscht werden. Diese haben oft mit ihrer sexuellen Reaktionsfähigkeit Probleme, sie leiden sehr oft an einer schwachen Energieversorgung des Gehirns. Sie erkennen instinktiv, daß sie einen Zusatzreiz benötigen, der den Sympathikus stärker reizt und auch das Gehirnpotential stärker aktiviert. Zumeist durch Zufall bemerken sie, daß das Beschäftigen (oft nur theoretisch) mit der einen oder anderen Technik ihre innere Erregung (rechte Hirnhälfte und Hormonproduktion) steigert. Dadurch kommen sie dann leichter über die Plateauphase zum Orgasmus. Ja, schon die Vorerregungsphase wird allein durch die Vorstellung einer solchen Praktik angekurbelt.

Laut einer Langzeitstudie der Münchner Gesellschaft für rationelle Psychologie ist ein rapides Ansteigen von ungewöhnlichen und bizarren Sexualpraktiken zu erkennen. Seit 1986 hat sich die Zahl der Frauen und Männer, die ein Bedürfnis nach extremem Sexualverhalten haben, verdoppelt bis verdreifacht. Waren es 1986 noch vier Prozent beider Geschlechter, die Interesse an solchen Praktiken zeigten, so sind es jetzt schon mehr als acht Prozent.
Im großen und ganzen jedoch führen diese Praktiken, wenn sie über die Vorstellung hinausgehen und wenn sie ständig zur Erreichung eines sexuellen Höhepunktes nötig werden, zu einem Gefühl der Unzulänglichkeit und Unzufriedenheit. Immer „stärkere" und oft auch problematische Praktiken werden nötig, um den Höhepunkt zu erreichen. Praktiken, die eventuell auch den Partner abschrecken. Gerade hier sollte ein Training des Hirnfeldes einsetzen, um die Hirnströme zu verstärken und so die Reaktionsfähigkeit im Kopf zu verbes-

sern. Auch aktivierende Stoffe können hilfreich sein, wenn man sein Sexualleben auch ohne „spezielle“ Praktiken verbessern will.
Ich möchte an dieser Stelle jedoch auch nicht den Eindruck erwecken, daß ich prinzipiell gegen all diese Praktiken bin. Diese sollen, wenn sie nötig sind, nur im gegenseitigen Einverständnis geschehen, über ein spielerisches Niveau nicht hinausgehen und nur von Personen praktiziert werden, die einander vertrauen.

Aids

Die einstmals gefährlichen Geschlechtskrankheiten (besonders Syphilis), die innerhalb der vergangenen Jahrhunderte Tod und Siechtum gebracht haben, sind in unserem Jahrhundert heilbar geworden. Jahrelang war Sex überaus sicher gewesen. Das änderte sich schlagartig, als in der westlichen Welt mit der Krankheit Aids – acquired immune deficiency syndrom – um sich griff. Was bedeutet Aids für den sexuell aktiven Erwachsenen, solange es kein wirklich 100prozentig wirksames Medikament gegen das HI-Virus gibt?
Zwischen zwei Menschen, Partnern, die sich lange genug kennen und die monogam bleiben, ist und bleibt jegliche sexuelle Aktivität so sicher wie eh und je. Allen anderen Paaren kann ich nur raten: Der einzig sichere Weg, sich vor Aids zu schützen, ist das Verwenden eines Kondoms. Falls Sie sich unsicher fühlen oder Ihr neuer Partner kein Kondom benützen will, bedenken Sie, daß Sie die Verantwortung für Ihre Gesundheit tragen, und lehnen Sie Geschlechtsverkehr ohne Kondom ab.

Nachwort

Es stimmt nicht, daß Sex das einzige im Leben ist, das zählt; wohl aber stimmt es, daß das Erkennen unserer sexuellen Identität oft die wichtigste Methode ist, um uns auch über uns selbst klarzuwerden. Die Hälfte der Freude, die ein liebendes Paar aus gutem Sex gewinnen kann, liegt in der gegenseitigen Achtung und Anerkennung und darin, daß die Partner Mann und Frau sein können, ohne Rollenspiel und ohne Kopfzerbrechen darüber, wer was ist.

Wichtig ist auch herauszufinden, daß Phantasieerlebnisse, die sich der einzelne wünscht, immer gemeinsam ausgekostet werden können. Wirklich Liebende werden, wenn sie auf dieser Ebene sexuelle Freuden genießen können, diese weiterführen wollen; nicht indem sie immer neue Höhepunkte suchen, sondern indem sie alle Beziehungsaspekte von Liebe und Sex entwickeln. Dann werden sie erkennen, daß der sexuelle Austausch mehr ist als nur das Abbauen von Spannungen und das Ausleben komplizierter Dominanzgefühle. Sie werden erkennen können, daß Sex mit tiefer, offener Ehrlichkeit und mit Liebe die tiefsten und stärksten Gefühle mobilisieren kann. Dann wird der Orgasmus nicht Zweck, sondern Mittel zu einer befriedigenden Beziehung sein. Nur vorbehaltlose Hingabe kann Energie freisetzen, die zu einer immer wiederkehrenden Harmonisierung der Partnerschaft führen wird.

Um solche Offenheit wachsen zu lassen, ist es nötig, wirklich alles über sexuelle Möglichkeiten und Techniken zu erfahren, denn der wissende Liebhaber wird auch immer ein verstehender Partner sein.

Anhang

Bezugsquellen für Wirk- und Aromastoffe

Die Kräuter, Teemischungen und den 96prozentigen Alkohol erhalten Sie in Apotheken. Vitamine und Mineralstoffe erhalten Sie ebenfalls in Apotheken sowie in Drogerien und Reformhäusern.
Aphrodisierende Wirkstoffe erhalten Sie beim

Institut für Wirkstoffanalyse
Josefstädter Straße 72/2
A-1080 Wien
(Postversand)

100 Prozent ätherische Öle, die qualitativ wertvoll und geprüft sind, erhalten Sie unter anderem auch in folgenden Großhandelsfirmen, die Ihnen gerne auch Auskunft über Einzelhändler in Ihrer näheren Umgebung geben werden.

Primavera Life
Österreich
Tel.: 034 53-484 60
Fax: 034 53-47 76

Primavera Life GesmbH
Deutschland
Tel.: 083 76-808-0
Fax: 083 76-808-39

Primavera Life
Schweiz
Tel.: 01-46-332 55
Fax: 01-46-332 95

Styx Naturcosmetics
Österreich
Tel.: 027 42-755 06-0

Styx Naturcosmetics
Deutschland
Tel.: 071 21-96 30 97

Styx Naturcosmetics
Schweiz
Tel.: 062 75-142 00

Sollten Sie sich für Biofeedbackmessungen, wie sie in diesem Buch beschrieben worden sind, interessieren, so nennt Ihnen unser Institut gerne Labors, Institute und Ärzte, die mit dieser Methode vertraut sind und über die nötigen Anlagen verfügen.

Literatur

H. Ackermann, H. C. Diener, J. Dichgans: *Funktionsorientierte, neurophysiologische Diagnostik. Long-loop-Reflexe bei spinalen und zerebralen Läsionen.* ZEEG-EMG 17:88, 1986

Harry Benjamin: *Ohne Brille bis ins hohe Alter.* Bauer Verlag

Alex Comfort: *More Joy of Sex.* Ullstein Verlag

Alex Comfort: *New Joy of Sex.* Ullstein Verlag

H. B. Coslett & K. M. Heilmann: *Male sexual function: Impairment after right hemisphere stroke.* Archives of Neurology 43 (10) 1036–1039, 1986

Thorsten Dargatz, Claudia Wiemhoff: *Rückentraining. Vorbeugende Hilfe für den Alltag bei Rückenbeschwerden.* Sportingform Verlag

G. H. Eggetsberger: *Das neue Kopftraining der Sieger.* Orac Verlag

G. H. Eggetsberger: *Kopftraining macht gesund.* Orac Verlag

G. H. Eggetsberger: *Charisma-Training.* Orac Verlag

G. H. Eggetsberger: *Hypnose. Die unheimliche Realität.* Verlag Perlen Reihe

G. H. Eggetsberger: *Biofeedback. Heilung durch Körpersignale.* Verlag Perlen Reihe

G. H. Eggetsberger: *Power für den ganzen Tag.* Orac Verlag

G. H. Eggetsberger: *Geheime Lebensenergien.* Orac Verlag

E. Gardemin & H. Weitkamp: *Die Heilkräuterfibel.* Falken Verlag

Hermann Geesing: *Die beste Waffe des Körpers: Enzyme.* Bastei Lübbe Verlag

E. Gräfenberg: *The role of Urethra in female Orgasm.* O. A.

Edward T. Hall: *The hidden dimension.* Doubleday

L. Hessels: *Glück in der Liebe. Neue wissenschaftliche Einsichten durch Ultraschall.* Verlag Swan

Paul Jellinek: *Psychologische Grundlagen der Parfümerie.* Dr. Alfred Hüthig Verlag

Alice Kahn Ladas, Beverly Whipple, John D. Perry: *The G Spot and other recent Discoveries about human Sexuality.* O. A.

A. H. Kegel: *Stress Incontinence of Urin in Women.* O. A.

Alfred Kinsey: *Sexual behavior in the human female.* O. A.

Helmut Kotschenreuther: *Das Reich der Drogen und Gifte.* Ullstein Verlag

Regina Kramer: *Sex ohne Bindung. Die einsame Lust.* Brigitte Dossier, Zeitschrift Brigitte Nr. 13/1994, Seite 95–110

Theo Lobsack: *Die manipulierte Seele.* Econ Verlag

Alexander Lowen: *Bio-Energetik. Therapie der Seele durch Arbeit mit dem Körper.* Rowohlt Verlag

Alexander Lowen: *Liebe, Sex und dein Herz.* Rowohlt Verlag

W. H. Masters & V. E. Johnson: *Die sexuelle Reaktion.* Rowohlt Verlag

Jean Marie Pelt: *Pflanzenmedizin. Heilkraft aus der Natur.* Verlag Knaur

Nossrat Peseschkian: *Psychosomatik und positive Psychotherapie/Geist und Psyche.* Verlag Classen

Praktikus: *Destillateur-Praxis 1. Band.* Karl Stamm Verlag

Josef Rattner: *Psychologie der Frau. Die moderne Frau zwischen Mythos und Wirklichkeit.* Angewandte Psychologie. Verlag Claassen

Sally P. Springer und Georg Deutsch: *Linkes, rechtes Gehirn. Funktionelle Asymmetrien.* Verlag Spektrum der Wissenschaft

M. Stöhr: J. Dichgans, H. C. Diener, U. W. Buettner: *Evozierte Potentiale SEP-VEP-AEP-EKP+MEP.* A. O.

Richard F. Thompson: *Das Gehirn. Von der Nervenzelle zur Verhaltenssteuerung.* Verlag Spektrum der Wissenschaft

H. J. Vogt: *Sexualberatung und Pharmaka für den Mann.* Zeitschrift Sexualmedizin Nr. 3 März 1990, Seite 72–74 (Aphrodisiaka – Yohimbin-Rinde)

H. Wüstenfeld: *Trinkbranntweine und Liköre. Untersuchung und Beschaffenheit/Analyse von Kräutern, Wurzeln, Rinden und ätherischen Ölen.* Paul-Parey-Verlag

M. Zaviacic, I. K. Holoman, J. Molcan, A. Zaviacicova: *Die weibliche Ejakulation klinisch provoziert* (seit Jahrzehnten umstritten). Zeitschrift Sexualmedizin Nr. 4, April 1988, Seite 112–116